Ich bin der große Derdiedas
das rigorose Regiment
der Ozonstengel prima qua
der anonyme Einprozent.

Das P. P. Tit und auch die Po
Posaune ohne Mund und Loch
das große Herkulesgeschirr
der linke Fuß vom rechten Koch.

Ich bin der lange Lebenslang
der zwölfte Sinn im Eierstock
der insgesamte Augustin
im lichten Zelluloserock.

Aus «Opus Null» von Hans Arp

Inhalt

Die Neugierde des Forschers
oder
Vom kritischen Umgang mit Sexualwissenschaft

Die Sexualwissenschaftler des 19. Jahrhunderts beschäftigten sich ausgiebig und voller Sorge mit der sparsamen Bewirtschaftung der Samenflüssigkeit des Mannes. Sie galt ihnen als kostbares Gut, das streng zu hüten war. Sie warnten vor Verschwendung und Vergeudung durch Onanie und zu häufigen oder unziemlichen Geschlechtsverkehr. Die Gefahren für Körper, Geist und Seele wurden bildhaft und permanent beschworen. Hundert Jahre später war dies kein Thema mehr. Viele Sexualwissenschaftler waren nun fasziniert von dem Phänomen der schier endlosen Orgasmusfähigkeit der Frau, studierten Physiologie, Psychologie und die politischen Implikationen des mehrfachen, «multiplen» Orgasmus. Ist dieser Wandel Ausdruck von mehr Weisheit und weniger Verklemmung, von wissenschaftlichem Fortschritt, von der Befreiung der Wissenschaft von bevormundenden Moralvorstellungen?

Wohl kaum. Die Wissenschaftler beider Generationen kleiden gesellschaftliche Bedingungen ihrer Zeit in eine sexuelle Metapher. Im 19. Jahrhundert, in der frühen Industrialisierungsphase, in einer Wirtschaft starker Investitionen zum Aufbau der Industrie, knapper Güter und starker Konsumrestriktionen wird die Samenflüssigkeit zur Metapher für Geld. Geld ist kostbar, Geld muß gespart werden, Verschwendung ist von Übel. So ist es auch mit der Ejakulation: Sparsam, wohldosiert und gut investiert ist sie auszugeben, «to spend», wie es bei den Engländern treffend hieß. Den zeitgenössischen Kollegen plagen solche Sorgen nicht. In einer hochindustrialisierten Überflußgesellschaft, die auf maximalen Konsum angewiesen ist, liegen Sparüberlegungen fern; er bestaunt die vermeintlich nicht enden wollende Orgasmusfähigkeit der Frau als Metapher für Konsum, für Konsummöglichkeit ohne Ende. «Insatiation in sexual satiation»[1], wie Mary Jane Sherfey einmal die Sexualität der Frau gekennzeichnet hat: unersättlich noch in der Sattheit. Wären alle Bedürfnisse so wie die multipel orgastische Sexualität, so unstillbar oder nur schwer zu stillen, wir wären im kapitalistischen Paradies der Warenverkäufer – unerschöpfbar konsumfähig.

Unversehens bringen beide Forschergenerationen in ihren wissenschaftlichen Interessen und Anschauungen ihre tagtäglichen gesellschaftlichen Erfahrungen und die vorherrschenden ökonomischen Interessen ihrer Klasse zum Ausdruck, verkleidet als unantastbare wissenschaftliche Ergebnisse. Diese kurze historische Betrachtung – sie geht übrigens auf Steven Marcus[2] zurück – zeigt den unausweichlichen Clinch von Wissenschaft und Gesellschaft bei einem politisch so brisanten Thema wie Sexualität. Die Wissenschaft beschäftigt sich erst seit gut hundert Jahren mit der Sexualität. Sie hat immer wieder ihr Doppelgesicht gezeigt: zwischen Hilfe zur Befreiung und Beihilfe zur Unterdrückung. Das hat Sexualwissenschaft gemeinsam mit der Psychologie und anderen Sozialwissenschaften. Sie betrifft nur einen besonders heiklen Bereich, eben das Sexuelle, einen Knotenpunkt des Verhältnisses von Trieb und Kontrolle, von Individuum und Gesellschaft. An vier Beispielen aus ganz verschiedenen Epochen der Sexualforschung will ich das zwiespältige Verhältnis von Wissenschaft und Sexualität deutlich machen.

1 Anmerkungen zu den Kapiteln ab S. 189

Die Perversionsforscher des 19. Jahrhunderts. Die Sexualwissenschaft begann im 19. Jahrhundert mit einem zunehmenden Interesse der Psychiatrie an den Perversionen. Die auf Funktionieren, Berechenbarkeit der Menschen, auf Disziplin und Rationalität angelegte Industriegesellschaft und das Bürgertum, das diese Werte verkörperte, waren alarmiert durch das unberechenbar Triebhafte, Chaotische der Sexualität und besonders der ungewöhnlichen Sexualität. Man wollte ordnen. Der Staat auf seine Weise mit polizeilicher und juristischer Gewalt, die Wissenschaft auf ihre. Wissenschaftler katalogisierten erst einmal die Auffälligkeiten, beschrieben sie im Detail und gaben jeder einen Namen. «Durch Namensgebung», sagt Michel Foucault[3], suchte man «die ganze Vegetation der verschiedenen Sexualitäten ans Licht zu bringen». Damit wurde das gefährliche Chaos der ungewöhnlichen Sexualität wenigstens übersichtlich; außerdem kann man das, was gefährlich ist, besser verfolgen, wenn es benannt ist. Beim Namen genannt, ist schon so gut wie erwischt. Damals entstanden die minutiösen Kataloge sexueller Schandtaten mit fürchterlichen Namen: Metatropismus, Sadismus, Masochismus, Fetischismus, Partialismus, Exhibitionismus, Frotteurismus, Urolagnie, Monumentophilie, Gerontophilie, Koprophilie, Pädophilie usw.

Die frühe Sexualwissenschaft war sehr bemüht um Reputation. Richard v. Krafft-Ebing, der 1886 eines der ersten großen Werke der Sexualwissenschaft schrieb, gab diesem Werk einen lateinischen Titel: «Psychopathia sexualis». Nicht genug damit. In den vielen Fallgeschichten waren die für delikat gehaltenen Stellen ebenfalls lateinisch abgefaßt. Wenn, zum Beispiel, der fetischistische Zopfabschneider – eine Vorliebe, die mit der Änderung der Haartracht verschwand – zur Sache kam, heißt es: «Libidine valde excitatus est, neque puella tacta, erectio et ejaculatio evenit.»[4] Dieser vielversprechende Satz wirkt grau und langweilig, wenn man ihn übersetzt: «Die Geschlechtslust wurde sehr erregt und, ohne das Mädchen zu berühren, fanden Erektion und Ejakulation statt.» Offenbar waren die frühen Sexualforscher nur scheinbar altväterlich. Durch ihr sprachliches Versteckspiel reizten sie vielmehr die sexuelle Neugier des Lesers, bis er lüstern-gespannt zum Lexikon griff oder seine Lateinkenntnisse zusammenkramte. Eine solche Dramaturgie der Erotik bei der Abfassung wissenschaftlicher Texte ist der überwiegend technokratischen oder abstrakt schreibenden Sexualwissenschaft heute abhanden gekommen. Ihr fehlt der verklemmte Charme des Viktorianismus, der über diesen frühen Werken liegt, und auch jeder modernere.

Der erste Akt der Sexualwissenschaft war also, Ordnung zu schaffen, vergleichbar der Ordnung, die die systematische Botanik im Pflanzenwirrwarr schuf, allerdings folgenreicher. Dies war aber nur *eine* Seite, die konforme Seite, die repressive. Es gab die andere: Die Perversionsforscher lösten die sexuellen Abweichungen aus der bloßen moralischen Betrachtung und Verfolgung und nahmen sich ihrer wissenschaftlich an (später auch durch Therapie, aber das dauerte noch einige Jahrzehnte). Dies, die wissenschaftliche Befürsorgung, ist nicht immer besser, weil die Verfolgung mit den Methoden der Wissenschaft oft «wirksamer» ist als die moralische, wie unser zweites Beispiel gleich zeigen wird. Aber moralisch entlastet wurde die ungewöhnliche, perverse Sexualität im 19. Jahrhundert durch die Sexualwissenschaft zweifellos.

Homosexualität. Um die Jahrhundertwende herum wurde Homosexualität zum hervorragenden Forschungsgebiet. Allein zwischen 1890 und 1900 erschienen etwa tausend deutschsprachige wissenschaftliche Aufsätze und Monographien zu diesem Thema. Die meisten Forscher konzipierten Homosexualität als angeboren, als eine angeborene Anomalie, für die die Homosexuellen nicht verantwortlich gemacht werden konnten. Die wissenschaftlichen Argumente – seien sie nun richtig oder falsch – machten Schluß mit uralten Vorstellungen: Homosexualität als Laster, Zügellosigkeit, sittliche Entartung; Homosexualität als Degenerationserscheinung; die Mär vom gefallenen Jüngling, also Homosexualität als Resultat von Verführung. Mit dem Argument vom Angeborensein kämpften Wissenschaftler für die Aufhebung der strafrechtlichen Verfolgung der Homosexualität. Das ist die progressive Seite.

Andererseits setzten diese Argumente fieberhafte Bemühungen und Phantasien darüber in Gang, welches denn die biologischen Ursachen sein könnten. Als die beginnende Hormonforschung zwischen 1910 und 1920 zu erkennen glaubte, die Hoden Homosexueller produzierten zu viele weibliche Hormone, wurden viele Homosexuelle einseitig kastriert und erhielten Hodengewebe heterosexueller Männer chirurgisch überpflanzt – bis sich die Wissenschaftler «empirisch» von der Unwirksamkeit des verstümmelnden Eingriffes überzeugt hatten. Die Homosexualitätsforschung ist ein besonders drastisches Beispiel dafür, daß Wissenschaft beides zugleich schafft: Befreiung von alter Verfolgung und neue Wege der Verfolgung, oft schlimmere.[5]

Die Kinsey-Reporte. Als drittes, moderneres Beispiel nehme ich den bedeutenden US-amerikanischen Sexualforscher Alfred C. Kinsey. Zwischen 1938 und 1953 interviewte er zusammen mit seinen Mitarbeitern viele tausend Männer und Frauen über ihr Sexualverhalten und publizierte dieses Material in zwei dickleibigen Wälzern (1948, 1953)[6]: streng wissenschaftlich, kühl und distanziert geschrieben, voller komplizierter Zahlenkolonnen und Tabellen. Langweilig, dachten Kinsey und sein Verleger und waren völlig konsterniert, als in den ersten zwei Monaten nach Erscheinen 200000 Bücher verkauft waren.[7] Wieso? Worüber bisher geschwiegen worden war, jetzt wurde es offenkunıig. Zum erstenmal stand fest, wie verbreitet Selbstbefriedigung, wie üblich Geschlechtsverkehr vor der Ehe waren, wie viele Menschen homosexuelle Erlebnisse hatten, daß Mundverkehr – offiziell als Perversion gebranntmarkt und in manchen Staaten der USA strafrechtlich verboten – zum Repertoire der meisten Paare gehörte usw. usf. Durch die USA, dann durch die westliche Welt, ging ein Ruck kollektiver Entlastung von schlechtem Gewissen, ein Hauch sexueller Befreiung. Alles das, was man machte, taten offenbar auch andere, und man wollte sich von der offiziellen Moral nicht weiter Schranken setzen lassen. Kinsey entlarvte eine bigotte Moral. Das war die progressive Seite.

Auf der anderen Seite trat damit die wissenschaftliche Beschäftigung mit der Sexualität in ein neues Stadium. Sie half zwar, *Ver*bote aufzuheben, sie schuf zugleich aber neue *Ge*bote. Sie tendierte dazu festzusetzen, was normal ist, lief Gefahr, sexuelle Gesundheit zu definieren. Wenn über 90% der Männer bis zum Alter von 20 Jahren Selbstbefriedigung machen, dann gehört nun derjenige, der diese Erfahrung nicht hat, zu einer Minderheit. Er gerät in Verdacht. In den Verdacht, verklemmt, gehemmt, triebschwach oder irgendwie auf dem falschen Weg zu sein. Ärzte, Lehrer, Eltern, vielleicht sogar Pastoren begannen sich um *den* zu sorgen, der vorher noch Vorbild für alle gewesen wäre; sie sorgten sich nicht mehr um diejenigen, die es taten. Kinsey wollte dies nicht. Er betonte immer die große *Variation* der menschlichen sexuellen Verhaltensweisen als das Kernergebnis seiner Studien. Dennoch ist sein Werk ein Meilenstein der positiv normierenden, offen oder verdeckt Gebote propagierenden Sexualwissenschaft. Die therapeutische Beschäftigung mit sexuellen Problemen brachte den Höhepunkt dieser Form sozialer Kontrolle und Regulierung, und damit bin ich bei meinem vierten Beispiel, der sogenannten Sexualtherapie.

Sexualtherapie. In den 70er Jahren setzte eine geradezu manische Beschäftigung mit den fast alltäglichen sexuellen Problemen ein: Orgasmus- und Erregungsstörungen («Frigidität») der Frau, Erektionsstörungen («Impotenz») und vorzeitiger Samenerguß des Mannes, sexuelle Lustlosigkeit bei Männern und Frauen. Diesen Problemen hatten Ärzte und Psychotherapeuten bis dahin recht hilflos gegenübergestanden. William H. Masters und Virginia E. Johnson, ein Frauenarzt und eine Psychologin, entwickelten aufgrund vieler physiologischer Untersuchungen der «sexuellen Reaktion», wie sie es nannten, und mit verhaltenstherapeutischen Techniken eine relativ kurze und vor allem wirksame Therapie dieser Probleme.[8] Der Patient war nicht mehr der einzelne, sondern das Paar. In einer Reihe von Anweisungen für Hausaufgaben – Streicheln, Ansehen, Stimulieren usw. – sollten die Partner ihre Kenntnisse erweitern, Ängste und somit ihre Störungen oder Probleme überwinden. Das war und ist hilfreich und notwendig, zweifellos, denn viele Menschen leiden unter diesen Problemen, die ihr sexuelles Erleben beschränken, sie in ihrem Selbstwertgefühl kränken und ihre Beziehung bedrohen. Also auch hier ein fortschrittliches Element, eine progressive Seite.

Andererseits nahm sich die Sexualwissenschaft nun aber der Sexualität und Intimität eines jeden an, setzte einen Rahmen für regelrechtes Sexualverhalten. Masters und Johnson beschrieben physiologisch optimale Reiztechniken, machten Vorschriften über eine faire, auf die Wünsche des anderen Rücksicht nehmende «sexuelle Interaktion», zerlegten den Ablauf der «sexuellen Reaktion» in definierte Abschnitte – Erregungsphase, Plateauphase, Orgasmusphase, Rückbildungsphase – und zählten auf, was bei einem «richtigen» Orgasmus alles passiert – Atem- und Herzbeschleunigung, Kontraktionen der Scheide, Farbveränderung am Körper usw. Ihre Ergebnisse geben sozusagen eine Checkliste des adäquaten Sexualverhaltens her: War die Erregungsphase – so kann man sich und den Partner oder die Partnerin jetzt fragen – zu lang, zu kurz, war sie gut koordiniert; war das Plateau auf gleichem Niveau, der Orgasmus richtig, intensiv, multipel, gemeinsam; die Entspannung danach tief, das Ganze spontan und echt?

Wissenschaft, die unversehens Gebote ausspricht, schüchtert ein und verunsichert. Viele Paare verließen sich nun nicht mehr auf sich. Mehr und mehr ganz «normale» Männer und Frauen, also solche ohne jede erkennbare Störung, meldeten sich in den USA auf dem therapeutischen Sexmarkt und wollten sich durch Kurse zur ehelichen und sexuellen Bereicherung auf den richtigen Weg bringen lassen. Eine vernünftige, von Ängsten gesäuberte, effektive – im Sinne von Potenz und Orgasmusfähigkeit –, konfliktfreie und von allen Ecken und Kanten «befreite» Sexualität, rational und clean, wie es die spätkapitalistische Welt scheinbar ist, wurde zum Ideal. Sexualforscher gingen daran, sexuellen Genuß gültig zu definieren, ihn «positiv» vorzuschreiben – und das ist kaum weniger kontrollierend als das Genußverbot früherer Zeiten.

Die vier Beispiele zeigen, daß die liberale Sexualwissenschaft beides geschaffen hat: Befreiung von alten Beschränkungen, auch Befreiung von Leiden, und zugleich neue Kontrollen, Zwänge oder – bei den Perversionen und der Homosexualität – neue Verfolgungsmöglichkeiten. Dies läßt sich für alle wichtigen und vorwärtsweisenden sexualwissenschaftlichen Ergebnisse und Theorien nachweisen. Diesen Doppelcharakter, der grundsätzlich den Sozialwissenschaften eigen ist, muß man im Kopf haben, wenn man sich ansieht, was die Wissenschaft zum Thema «Sexualität» zu sagen hat.[9]

Die Entstehung der modernen Sexualität (1) oder Wie die Kleinfamilie das Leben sexualisierte

Die Erscheinungsform, die das Sexuelle in den letzten zweihundert Jahren in den westlichen Industriegesellschaften allmählich angenommen hat, ist historisch und kulturvergleichend betrachtet eine einzigartige Erscheinungsform. Was ist das Besondere an der modernen Sexualität? Etwas, das eher altertümlich, traditionell, uralt anmutet, und das doch, in historischen Dimensionen gedacht, brandneu ist. Nämlich die Vorstellung oder genauer das Ideal: daß Liebe und Sexualität zusammengehören, d. h. Sexualität besonders intensiv und erfüllend ist, wenn sie in Liebe geschieht, und daß Liebe sexuellen Ausdruck braucht, um sich zu verwirklichen (ich formuliere dies etwas pathetisch, weil diese Vorstellung auch pathetisch ist); daß Sexualität Intimität ist, d. h. sich nah sein, Geborgenheit, Vertrautheit; daß Sexualität eine wichtige oder gar die wichtigste Grundlage von Partnerschaft und Ehe ist; daß eine befriedigende Sexualität eine besonders wichtige Voraussetzung für Lebensglück ist.

Diese moderne Vorstellung von Sexualität entstand im Zuge der gewaltigen Umwälzungen, die mit der Industrialisierung einhergingen, also im 19. Jahrhundert. Diese Umwälzungen betrafen nicht nur die Arbeit, die sozialen Verhältnisse, die äußeren Lebensumstände der Menschen. Sie betrafen *auch* die Familie, die Beziehungen zwischen Eheleuten, zwischen Eltern und Kindern; sie betrafen *auch* den Umgang der Menschen miteinander, das Verhältnis zu Nachbarn und Fremden, das Verhältnis des einzelnen zur Öffentlichkeit; und sie betrafen *auch* das Affekt- und Triebleben, moderner ausgedrückt: die Psychostruktur, also die Art und Weise, wie der Mensch seine Bedürfnisse und Gefühle auslebt, abwehrt, kontrolliert, sie überhaupt kennt und spürt.

Welches sind die *sozioökonomischen Veränderungen*, die für die Sozialgeschichte der Familie, des Trieb- und Affektlebens und der Sexualität von Bedeutung sind? In West- und Mitteleuropa ermöglichen die wissenschaftlich-technische Entwicklung, die Entwicklung der Produktivkräfte und die Entstehung der kapitalistischen Produktionsweise ab Mitte des 18. Jahrhunderts die sogenannte «Große Industrielle Revolution». Man datiert sie zwischen 1760 und 1850. Die industrielle Revolution verändert die Wirtschafts- und Gesellschaftsstrukturen und damit auch die Lebensbedingungen der Menschen grundlegend. Sie ist gekennzeichnet durch die «Umwandlung der Manufaktur in die Fabrik ... – in die Fabrik, die mit Maschinen arbeitet, mit Maschinen, die von Arbeitern bedient werden. Es entsteht eine neue Art von Kapitalisten – Fabrikbesitzer – und eine neue Art von Arbeitern – Fabrikarbeiter.»[1]

Die industrielle Revolution geht einher mit der etwas früher einsetzenden Agrarrevolution, die zu einer erheblichen Steigerung der landwirtschaftlichen Produktion führte. Die bessere Ernährungssituation wiederum ist eine der wichtigsten Ursachen der abnehmenden Sterblichkeit von Kindern und Jugendlichen und damit des im 18. Jahrhundert einsetzenden dramatischen Bevölkerungsanstiegs, der wiederum die Menschen «liefert», die die expandierende Industrie so dringend als Arbeitskräfte benötigt.[2] Industrieproduktion bedeutet Arbeit in Fabriken, Arbeit an Maschinen und Arbeit gegen Lohn. Lohnarbeit wird die Arbeit der Massen, vorher war sie die Arbeit von Minderheiten (im Bergbau, die «ewigen» Gesellen). Jetzt müssen die meisten Menschen ihre Arbeitskraft auf dem Arbeitsmarkt verkaufen. Dadurch, daß die Fabrik zur Produktionsstätte wird, werden Arbeitsplatz und Wohnung getrennt. Man arbeitet nicht mehr – wie es vor der Industrialisierung für die überwiegende Mehrheit der Bevölkerung üblich war – dort, wo man wohnt und lebt. Dies führt zu einem Bruch mit traditionellen Lebensgewohnheiten, insbesondere im Hinblick auf die Familienstruktur, die Kinderaufzucht und die Nachbarschaftsverhältnisse.

Fabriken und Maschinen erfordern neue Verhaltensweisen, die mit der «Zeit-ist-Geld-Moral» und der Forderung nach Ertragsmaximierung korrespondieren. Der Arbeitsrhythmus wird fremdbestimmt durch das Fabrikreglement mit festgelegten Arbeitszeiten und -pausen sowie durch den Rhythmus und das Tempo der Maschinen, denen der Arbeiter folgen muß, denen er sich fügen muß. Disziplin, Unterordnung, Fügsamkeit werden Arbeitstugenden. Die nun geforderten Verhaltensweisen sind für die Arbeiter etwas Neues, Ungewohntes. Es dauert zwei bis drei Generationen, bis ihnen die moderne Arbeitsdisziplin eingebleut ist war – durch Bußgelder, Lohndrückerei, Bedrohung mit Arbeitslosigkeit, Entlassung.[3] In der Fabrik, aber auch in der Schule und in den Kasernen herrschen, wie Michel Foucault sagt, eine «Mikro-Justiz der Zeit (gegen: Verspätung, Abwesenheit, Unterbrechung), der Tätigkeit (gegen: Unaufmerksamkeit, Nachlässigkeit, Faulheit) – und eine Mikro-Justiz des Körpers (gegen: falsche Körperhaltung und Gesten, Unsauberkeit)».[4]

Das schöpferische Umformen des Materials zum Produkt machen nun die Maschinen, der Arbeiter füttert sie nur noch mit Rohstoffen. Qualifizierte Arbeit geht zurück, der Arbeitsgang wird zerstückelt durch maschinenbedingte Arbeitsteilung. Der Arbeiter wird zum Zubehör der Maschine, zum Zubehör einer Sache.[5] Produktion und die Akkumulation des

Kapitals zur Neuinvestition haben Vorrang vor Konsum, es herrschen Mangelwirtschaft, Knappheit an Konsumgütern und eine Ideologie der Sparsamkeit und des Aufschiebens von Bedürfnissen. Die Fabriken liegen zentral an verkehrsgünstigen Punkten, den Städten. Es kommt zu einer Binnenwanderung in die Städte, zum Anwachsen der Städte (in hundert Jahren häufig auf das Fünf- bis Zehnfache), die nun von einer neuen Bevölkerungsgruppe, die zugleich die größte städtische wird, bewohnt werden: vom Industrieproletariat.

Was alles, könnte man fragen, hat das mit Sexualität zu tun? Betrachten wir zunächst diejenige Institution, die sexuelle Verkehrsformen weitgehend reguliert und sozialisiert, die Familie.[6] Ich beschreibe dabei vor allem, damit es übersichtlich bleibt, Tendenzen im Bürgertum, die, wenn überhaupt, erst später auf die Arbeiterklasse übergriffen.

Die Trennung von Arbeits- und Wohnplatz veränderte die Familie grundlegend. Um dies zu ermessen, muß man einen kurzen Blick auf die typische vorindustrielle Familienform richten, die sich seit dem Spätmittelalter zögernd auflöst, bis zur Industrialisierung, also bis ins 19. Jahrhundert hinein – auf dem Lande sogar noch länger –, aber die vorherrschende Form der Familie ist: die Produktions- oder Haushaltsfamilie. Sie läßt sich vereinfacht so beschreiben: Die Familie war eine Wirtschaftseinheit, eine Gruppe, die zusammenlebte und zusammen wirtschaftete. Das Ziel war die Versorgung des «Ganzen Hauses», also aller Mitglieder. Sie umfaßte keineswegs nur Blutsverwandte verschiedenen Grades und verschiedener Generationen (meistens aber nur zwei Generationen wegen des hohen Heiratsalters und der geringen Lebenserwartung), sondern auch – selbstverständlich nur in den wohlhabenderen Schichten – das Gesinde. Bei Armen und Reichen unterschied sich zwar die Größe der Familie oder des «Ganzen Hauses», nicht aber die Grundlage: das gemeinsame Wirtschaften im Haus und um das Haus herum.

Der Familienzusammenhalt gründete sich auf den Produktionsprozeß und nicht auf Familiensentiment. Die Ehegatten waren durch gemeinsame Produktionsinteressen gebunden und nicht so sehr durch Liebe. Vorherrschend waren sachliche, «durch die täglichen Arbeitserfordernisse vermittelte Beziehungen»[7], nicht emotionale und affektive Bedingungen. Heirat war eine – unter ökonomischen Gesichtspunkten organisierte – Familienangelegenheit, keine Liebesangelegenheit. Eine persönliche, auf Zuneigung und Liebe gegründete Partnerwahl hätte in vorindustriellen Familien zu «wirtschaftlichen Katastrophen geführt»[8]. Der Ausfall eines Familienmitgliedes – Kind, Ehemann, Ehefrau – mußte im Interesse des «Ganzen Hauses» schnell ersetzt werden: durch baldige Wiederheirat – oft nach wenigen Wochen und unabhängig von der Altersadäquatheit, nach heutigem Dafürhalten, des neuen Partners – oder durch die Geburt eines weiteren Kindes. Das ausgefallene Familienmitglied bzw. dessen Funktion wurde zügig substituiert, die Familienbeziehungen waren durch Austauschbarkeit gekennzeichnet.

Bis zum 18. Jahrhundert gab es in Deutschland keinen Begriff für die biologische Familie als Fortpflanzungsgemeinschaft. «Familie» meinte die gesamte Hausgemeinschaft, alle an der Produktion im Haus Beteiligten. Frauen waren den Männern juristisch unterstellt; faktisch hatten sie viele lebenswichtige, unentbehrliche und vielschichtige Aufgaben, auf die alle anderen angewiesen waren, und es gibt viele Hinweise dafür, daß die Frau im Feudalismus dadurch eine höhere gesellschaftliche Position hatte als im Kapitalismus.[9] Kinder wurden ohne formale Ausbildung von allen Erwachsenen des Haushalts angeleitet zur Teilnahme an der Produktion. Eine geschützte, pädagogisierte Kindheit gab es nicht. Die Produktionsfamilie ist selbstverständlich keine vorindustrielle Idylle, sondern eine hart arbeitende, oft von nackter Not bedrohte, maximal aufeinander angewiesene Produktionsgemeinschaft.

Im 19. Jahrhundert finden wir die Produktionsfamilie nur noch selten und nur noch auf dem Lande. Das «Ganze Haus» zerfällt. Die Trennung von Arbeits- und Wohnplatz führt in allen Schichten zu einem Funktionsverlust der Familie. Sie organisiert nicht mehr die gemeinsame Produktion, sie hat keine Produktionsaufgaben mehr, d. h., sie verliert eine wesentliche sachliche, existentielle Basis. Mit dieser Entwicklung kommt es, zunächst im Bürgertum, zu einer dramatischen Veränderung des affektiven Klimas innerhalb der Familie. Es «erwärmt» sich, es wird gefühlsbetont, emotionale Bande müssen nun mehr und mehr den Zusammenhalt garantieren. Diese *Emotionalisierung des Familienlebens* hat vier Symptome: Häuslichkeit, romantische Partnerwahl, Gattenliebe und Elternliebe.

Häuslichkeit wird zur Idealvorstellung, die Familie wird zum Nest für Erholung und Wohlergehen. Sie gilt nun als eine kostbare emotionale Einheit, die durch Privatheit und Absonderung vor dem Eindringen anderer zu schützen ist. Familiengeselligkeit ersetzt die früheren Formen von offenerer und öffentlicherer Geselligkeit, der Abend im Kreis der Familie wird zur Metapher für reinstes Glück – zumindest ideologisch, d. h., auch dann, wenn er tatsächlich die Hölle ist. Räumlich und funktionsmäßig abgeschnitten von der Produktion, vom Leben, wenn man so will, wird die Pflege des Haushalts und der Familie zum «zentralen Wert», die «Häuslichkeit... zum eigenständigen Daseinsbereich» der Frau.[10] Dies bedeutet eine massive Rollenveränderung der Frau. Ausgeschlossen aus der Produktion ist sie allein für Haushalt und Kindererziehung, für die Versorgung der Familie zuständig. Nicht mehr integriert in die arbeitsteilige Produktionsordnung, werden ihre Aufgaben gewaltig beschnitten, sie wird auf Heim und Häuslichkeit zurückgedrängt. Die bürgerliche Familie bereitet der Frau eine einschneidende politische Niederlage. Kaschiert wird diese Niederlage mit der Verklärung und Verkitschung des Mutterbildes. Das Kitschbild hat allerdings sein Pendant: Das Bild von der übermächtigen, bösen Mutter entsteht. Denn in dem Maße, in dem die Frau aus der Produktion entfernt und damit gesellschaftlich machtlos wird, wird sie psychologisch mächtig. Ihr Einfluß auf die Entwicklung der Kinder steigt immens, die frühe Erziehung liegt fast ausschließlich in ihren Händen. Es kommt zu der Situation, die der Psychoanalytiker Michael Lukas Moeller mit dem paradoxen Begriff «Männermatriarchat» zutreffend kennzeichnet: Jungen, die späteren «Patriarchen», sind nun «im wesentlichen muttergeprägt»[11].

Romantische Partnerwahl ist das zweite Symptom. Die Neigungsehe wird zum Ideal, ökonomische Überlegungen, die die Eheschließung vorher bestimmten, bleiben wichtig (z. B. Heirat in der gleichen Sozialschicht), aber Liebe erhält den Vorrang bei der Partnerwahl. Heidi Rosenbaum[12] hat sehr schön herausgearbeitet, wie das Bürgertum – vor allem das Wirtschaftsbürgertum – hier mit sich selber in Konflikt kam, wie Leitbild und Praxis sich nicht deckten, weil man darauf achtete, daß Gefühle junger Leute füreinander nur dann entflammten, wenn sie sich mit den materiellen Interessen deckten. Die Diskrepanz zwischen «der sittlichen Forderung nach Liebe als allein ausschlaggebendes Motiv für eine Eheschließung und der Praxis der ‹standesgemäßen› und Geldheiraten»[13] war unaufhebbar. Dennoch: Die Partnerwahl wird individualisiert zu einer besonderen Beziehung *dieses* Mannes mit *dieser* Frau und nicht mehr *eines* Mannes mit *einer* Frau, die innerhalb einer größeren Gemeinschaft bestimmte Aufgaben zu erfüllen haben, unabhängig von ihrer affektiven Bindung. Das Bürgertum setzt sich damit von den Vorstellungen des Adels ab, für den «das Eingehen einer Ehe... eine ehrenvolle Art (war), mit der Geliebten zu brechen».[14] Und das Bürgertum schafft mit der Propagierung und Durchsetzung dieses Ideals ein wichtiges Strukturelement für unsere moderne Sexualität: Partnerschaften auf Affekte aufzubauen.

Das dritte Symptom ist die *Gattenliebe*. Wie Liebe eine Ehe begründen soll, so wird Liebe auch zum wichtigsten Legitimationsgrund zur Aufrechterhaltung der Ehe. Die Liebe, an die dabei gedacht wird, ist zunächst – im 18. und 19. Jahrhundert – die «vernünftige Liebe», d.h. Zuneigung, Kameradschaft, Freundschaft, Verständnis, nicht die leidenschaftliche, sinnliche Liebe – das bleibt erst unserer Zeit vorbehalten. Diese Vorstellung der Ehe als Liebes- und Gefühlsgemeinschaft betont die Einmaligkeit und die Einzigartigkeit des Partners im Gegensatz zur Austauschbarkeit, wie sie für die Produktionsfamilie typisch war. Die Vorstellung von der Unersetzbarkeit entsteht. Der Tod des Partners, auch eines Kindes, die Trennung von ihm ruft nun eine seelische Krise hervor. Der «Tod des Anderen», wie Philippe Ariès[15] sagt, wird nun wichtiger als der eigene Tod. Das hat viele Implikationen: «Das Jenseits wird vor allem zum Ort der Wiedervereinigung derer, die durch den Tod getrennt worden sind und diese Trennung nie verwunden haben.»[16]

Unter den Emotionen, die die Ehepartner binden sollen, spielt, wie gesagt, die Sexualität im 19. Jahrhundert noch eine geringe Rolle. Eheliche Sexualität wird nicht so sehr als Ausdruck der Liebe, sondern als Pflicht – vor allem als Pflicht der Frau gegenüber dem Manne – ausgemacht. Dennoch schafft die hohe Bewertung der Gattenliebe, d.h. der affektiven Beziehung zwischen den Eheleuten, die Voraussetzung für die moderne, sich nach dem Ersten Weltkrieg immer stärker durchsetzende und heute in voller Blüte anzutreffende Ehekonzeption (oder Beziehungskonzeption), die es, um noch einmal Philippe Ariès[17] zu zitieren, «den Ehegatten zur Pflicht macht, einander wie Verliebte zu lieben – oder wenigstens so zu tun». Die Ehe wurde – dem Ideal nach – zu einer Dauereinrichtung für die Ausübung leidenschaftlichen Verlangens. Diese Entwicklung geht einher mit einem neuen einschneidenden Funktionsverlust der Familie, nämlich ihrer Entlastung von Versorgungsaufgaben. Im Kapitel über «Die neuen Probleme» komme ich auf diese Zusammenhänge zurück.

In der Tat werden Ehen heute, ganz im Gegensatz zum 19. Jahrhundert oder gar früheren Perioden, von dem Abflauen sexuell intensiver Erlebnisse oder dem Erkalten der Leidenschaft besonders bedroht; denn, so Martin Dannecker[18], «Sexualität wird zu einer Zwangsbedingung der Liebe» oder umgekehrt. Dauer und Leidenschaft versucht unser modernes Eheideal zusammenzukitten und verlangt damit die Quadratur des Kreises. Dieser unauflösbare Widerspruch ist in der Emotionalisierung der Ehebeziehungen im 19. Jahrhundert angelegt. Wir sind für Philippe Ariès die ersten Menschen in der Weltgeschichte, die das Paradoxon anstreben, eine auf Dauer angelegte – diese Idealvorstellung besteht ja immer noch – Beziehung, die Ehe, auf etwas eminent Flüchtigem und Unzuverlässigem, nämlich Gefühl, lebendig spürbare Liebe und Leidenschaft, zu gründen. Wir sind allerdings dabei, dieses Paradoxon kollektiv zugunsten des Gefühls und zu Lasten der Dauer zu lösen – und sind auch dabei sehr viel stärker Kinder des letzten Jahrhunderts, als wir es ahnen.

Das vierte Symptom ist die Emotionalisierung der Eltern-Kind-Beziehung. Etwas salopp hat man davon gesprochen, daß *Elternliebe* «erfunden» wird. In der Tat bringt das späte 18. Jahrhundert einen Umschwung in der Einstellung zu den Kindern. Im 17. und frühen 18. Jahrhundert ist in den städtischen bürgerlichen Schichten oft eine uns heute kaum noch vorstellbare Gleichgültigkeit der Mütter und Väter den Kindern gegenüber beobachtet worden. Sie gaben sie zu Ammen in Pflege, oft jahrelang und in schlechte Verhältnisse. Wenn das Kind zurückkam, kümmerte sich eine Gouvernante darum, später wurde es auf ein Internat geschickt. Alles lief darauf hinaus: «Wie kann man sich das Kind vom Halse schaffen.»[19] Die hohe Kindersterblichkeit war zumindest teilweise die Folge dieser Haltung und nicht allein Resultat der medizinischen und hygienischen Verhältnisse. Der Tod eines Kindes war ein banales Ereignis.

Diese Verwahrlosung der Eltern war offenbar beschränkt auf einen relativ kurzen historischen Zeitraum und auf das städtische Leben, nämlich als die Produktionsfamilie zerfiel und die neuen kleinfamiliaren Strukturen, die mit dem emotionalisierten Binnenklima ganz neue Erziehungsbedingungen schufen, noch nicht etabliert waren.

In der Produktionsfamilie wurden die Kinder nicht vernachlässigt, sie wurden beiläufig groß, ohne besondere Fürsorglichkeit nach heutigen Kriterien, ohne große emotionale Bindungen. Die Erwachsenen vergnügten sich mit den Kleinen wie «mit einem ungesitteten Äffchen»[20], hätschelten sie. Früh nahmen die Kinder in einer Art Lehrverhältnis am Leben der Erwachsenen teil, hatten dort ihren Platz und lernten, was sie für diese Art Leben wissen und können mußten, erwarben die relevanten Kenntnisse über die Welt, Arbeit, Haushaltsführung, über Religion, Sitte und soziales Verhalten. Diese alte Form der Kinderaufzucht bricht in den Städten des 17. Jahrhunderts zusammen. Die extreme elterliche Nachlässigkeit Ende des 17., Anfang des 18. Jahrhunderts resultiert aus einem Zustand der Anomie, der Normenlosigkeit im Übergang zwischen völlig unterschiedlichen Formen der Kindererziehung: der vorindustriellen und der bürgerlichen.

Tiefergehende Bindungen an Kinder waren vorindustriell –

auch in der intakten Produktionsfamilie – ungewöhnlich. Dies wird im Zuge der Familienemotionalisierung im 18. Jahrhundert völlig anders. «Ausgerichtet auf das ‹Innere›», sagt Elisabeth Badinter, «das die familiären Gefühlsbindungen schön warm hält, formiert sich die moderne Familie um die Mutter, die eine noch nie gekannte Bedeutung gewinnt.»[21] Eltern erleben ihre Kinder nun als einzigartige Individuen, selbst wenn sie nur einige Tage oder Wochen leben. Sie erhalten Grabsteine; die Sitte, Neugeborenen den Namen eines verstorbenen Geschwisters zu geben, verschwindet. Das Kind wird unersetzlich, nicht austauschbar, sein Tod ist ein Drama.

In einer so veränderten Familie verändert sich auch die Kinderaufzucht. Die frühe Sozialisation wird eine Angelegenheit ausschließlich der Eltern, vor allem aber der Mutter. Die Erziehung bedient sich der emotionalisierten Bindungen zwischen Eltern und Kindern und basiert auf dem Prozeß der Verinnerlichung. Schulische und berufsorientierte Erziehung ergänzt später, wenn die Kinder älter werden, die familiäre. Diesen Teil der Erziehung kann die Familie nicht übernehmen, da sie von der Arbeitswelt abgekoppelt ist.

Die Intimisierung der Eltern-Kind-Beziehung führt zu neuen, nur auf den ersten Blick paradoxen Abgrenzungen. Kinder und Erwachsene «entmischen» sich. Kinder sollen Erwachsene alleine lassen bei ihrer Arbeit, ihren Gesprächen, in ihren Betten. Rollen und Aufgaben von Erwachsenen und Kindern sind so verschieden wie nie zuvor. Das emotionale Zusammenrücken geht aber auch einher mit einem räumlichen Auseinanderrücken: Bei den Wohlhabenderen erhalten die Kinder ein eigenes Zimmer. Und vermutlich führt die hohe Intimität zwischen Eltern und Kindern zu einer erhöhten Inzestangst und Abwehr der Sexualität innerhalb der Familie.

Ablesen läßt sich dies am Kampf gegen die Kinder- und Jugendsexualität, der im 18. Jahrhundert plötzlich und wie aus heiterem Himmel so bedeutsam wird, vor allem am Kampf gegen die Onanie, gegen die man nun mit drastischen Verboten, sadistischen Drohungen und drakonischen Strafen zu Felde zieht.[22] Dieser Kampf zielt sicherlich auf die Disziplinierung des Körpers und auf Triebaufschub, aber die emotionale Wucht, mit der er geführt wird, ist nur durch die neue Nähe zwischen Eltern und Kindern zu erklären: Diese Nähe erzeugt Angst gegen das Überschwappen der familiären Affekte ins Sexuelle – auch deshalb mußte man sich so gegen sexuelle Äußerungen der Kinder wehren, die ja an diese Möglichkeit erinnern. In der Tat hat keine Familienform das Inzestverbot so nötig wie die bürgerliche Kleinfamilie. Die neuen familiären Verhältnisse spiegelt bald die Wissenschaft wider, eine neue Wissenschaft: die Psychoanalyse. Sigmund Freud, der zu Beginn dieses Jahrhunderts als erster die durch die Intimisierung entfesselten Konflikte der Kleinfamilie beschreibt, mißt der Inzestproblematik eine zentrale Rolle für die seelische Entwicklung des (bürgerlichen) Menschen zu.

Durch die emotionalen Bindungen zu den Kindern erhält die Familie – und damit die Gesellschaft – den Zugriff auf die Persönlichkeitsentwicklung des Kindes. Es ist klar, daß die neue Familie tiefgreifende Veränderungen der Persönlichkeitsstruktur und damit der Sexualität herbeiführt. Lawrence Stone[23] beschreibt den (nicht-adeligen) vorindustriellen Menschen als jemanden, dessen Kapazität für Wärme und intime Beziehungen zu einzelnen Menschen begrenzt war, der seine Affekte breit streute über Familie, Verwandte, Nachbarn, sie nicht auf wenige fixierte; er neigte zu Mißtrauen gegenüber anderen, vertraute eher der Gruppe als einzelnen Menschen. Ähnlich argumentiert auch Philippe Ariès: Die vorindustriellen «Menschen bewahrten sich eine Menge frei verfügbarer Affektivität, die sich den Zufällen des Lebens entsprechend entlud».[24]

Der «Bürger» hatte eine sehr viel größere Fähigkeit zu intimen Beziehungen, er konzentrierte seine Affekte auf wenige Nahestehende, vertraute eher einzelnen. Fürsorge, Zuneigung, enge emotionale Bindungen in der frühkindlichen Situation sind die Ursache hierfür; und damit für unsere Fähigkeit oder Idealvorstellung, Sexualität als Nähe, Verschmelzung, vertrauensvoll zu erleben – auch wenn wir das nie konfliktlos oder ambivalenzfrei können, weil die emotionalisierte Familie auch neue Risiken und Traumen schuf, worüber in späteren Kapiteln (sexuelle Entwicklung, sexuelle Störungen, Perversionen) zu reden sein wird. Bei aller Sexualfeindlichkeit des 19. Jahrhunderts: Auch dieser Grundzug der modernen Sexualität, sie als Intimität zu erleben, ist in der familiären Umstrukturierung des 18./19. Jahrhunderts begründet.

Häuslichkeit, romantische Partnerwahl, Gatten- und Elternliebe kennzeichnen die Emotionalisierung des Familienlebens. Der Funktionsverlust der Familie durch ihr Ausscheiden aus der Produktionssphäre und die Verlagerung ihrer Bedeutung allein in den Versorgungsbereich lockerte all die alten wechselseitigen Abhängigkeiten und Bindungen der Familienmitglieder, die durch eine gemeinsame arbeitsteilige Produktion gegeben waren. Andere Bindungen können und müssen nun an ihre Stelle treten. Es sind affektbezogene Bindungen, Emotionen innerhalb der Familie, wie wir gesehen haben. Dabei kommt es zum *Rückzug der Familie aus dem sozialen Leben*, aus der «buntgescheckten Gemeinschaft» vorindustrieller Zeit.[25] Die Familie zieht sich zurück, grenzt sich ab, sie entzieht ihre Mitglieder dem Gemeinschaftsleben, weil sie nun so intensiv miteinander befaßt sind.

Früher war das Haus offen gewesen, es bestanden keine Schranken zwischen innen und außen. Die Straße führte sozusagen direkt in den Wohnraum, und der Wohnraum war Teil der Straße und der sozialen Aktivitäten, die draußen stattfanden. Nun schließt man sich ab von anderen Leuten, die Familie geht auf Distanz zur Gesellschaft. Auch nach innen schließt man sich ab, auch nach innen privatisiert sich die Familie. Zunächst wird das Gesinde ausgegrenzt, es wohnt und speist jetzt separat und zählt nicht mehr zur Familie. Dann wird der private Lebensbereich weiter ausdifferenziert: Bei den Wohlhabenden soll jedes Familienmitglied sein eigenes Zimmer bekommen, die neuen Bürgerhäuser sind von einer «Architektur der Privatheit»[26] gekennzeichnet.

Die Intimisierung innerhalb des kleinen Kreises geht einher mit einem Fremdeln gegenüber der größeren Gruppe. Es gibt immer mehr Fremde in der näheren Umgebung des Menschen. Man tritt dem anderen nicht zu nahe und kann schon bald seine Ausdünstungen nicht mehr ertragen. Die Geruchsintoleranz gegenüber anderen Menschen nimmt ab Mitte des 18. Jahrhunderts drastisch zu[27], man kann den Fremden nicht mehr riechen, ihn nur desodorisiert ertragen.

Die Beziehungsstrukturen verändern sich also zweifach: Es gibt intensivere persönliche Beziehungen innerhalb der Familie, und zugleich gibt es mehr Möglichkeiten zu unpersönlichen, funktionalen, distanzierten Beziehungen außerhalb der Familie. Letztere sind für das Funktionieren industrieller Gesellschaften natürlich von hoher Bedeutung. Wenn man so will, haftet der bürgerlichen Familie ein asozialer Zug an. Philippe Ariès hat dies mit einer gewissen Traurigkeit beschrieben, wenn er feststellt, «daß Familiensinn und Sozialität nicht vereinbar waren und eins sich nur auf Kosten des anderen entwikkeln konnte... Es sieht ganz so aus», so fährt er fort, «als habe die moderne Familie nach dem Niedergang der alten gesellschaftlichen Beziehungen deren Platz eingenommen, um den Menschen eine unerträgliche moralische Einsamkeit zu ersparen.»[28]

Das Familiensentiment kompensiert also die verlorengegangene Vielfalt des Gruppenlebens. Emotionen und Intimität kompensieren aber in *erster Linie* die verlorengegangenen Produktionsfunktionen der Familie. Gefühl rückt an die Stelle des Handelns im gemeinsamen Existenzkampf. Und schließlich kompensiert das Familiensentiment die Entemotionalisierung und Entsinnlichung der Arbeit, die durch ihre Mechanisierung und ihre kapitalistische Organisation nun massenhaft zu beobachten sind und die einen «Bedarf für eine noch verständliche, vertraute, heimische Nahwelt»[29] schaffen. So wird die Kleinfamilie fast so etwas wie ein Ersatz für Leben und ist mit ihrer dreifachen Kompensationsaufgabe wohl seit ihrer Geburt hoffnungslos überfrachtet und überfordert.

Sexualität als Ausdruck von Liebe, Sexualität als Intimität, Sexualität als Basis einer Beziehung, Sexualität als besonders wichtiger Bereich für das Lebensglück – diese Grundzüge der modernen Sexualität sind ohne Kleinfamilie und die emotionalisierten Eltern-Kind-Beziehungen nicht denkbar. Obwohl noch nicht sichtbar, sind diese Kennzeichen unserer heutigen Sexualität im 18. und 19. Jahrhundert angelegt. Mit Recht sagt Michel Foucault, daß die bürgerliche Familie nicht nur «Untersagungsmacht, sondern Hauptfaktor der Sexualisierung» gewesen ist, «bevorzugte Brutstätte»[30] dafür, daß die Sexualität in der Gestalt des Verbotes oder des Versprechens sich immer mehr Lebensbereiche eroberte.

Die Entstehung der modernen Sexualität (2) oder Wie das Bürgertum Affekte und Sexuelles umtrieb

Dem Paradoxon von der sexualisierenden Wirkung der sexualfeindlichen Kleinfamilie ist nun ein zweites hinzuzufügen: Die Emotionalisierung des Familienlebens, die ich eben beschrieben habe, geht einher mit einer zunehmenden Kontrolle, Dämpfung und Ritualisierung von Affekten. Die Familie ist nicht Ursache dieser Entwicklung, aber ihr Vehikel durch die neuen, auf Verinnerlichung zielenden Erziehungsmethoden. Die tiefgreifenden *Veränderungen des Trieb- und Affektlebens*, die einen mächtigen Einfluß auf die Sexualität ausüben, will ich nun nachzeichnen. Norbert Elias gibt im empirischen Teil seines schon in den 30er Jahren erschienenen Werkes «Über den Prozeß der Zivilisation»[1] Beispielsreihen von Verhaltensweisen, die wie im Zeitraffer die Veränderungen des Trieb- und Affektlebens in den westeuropäischen Oberschichten vom Mittelalter bis zum 19. Jahrhundert zeigen. Seine Beispiele betreffen die körperbezogenen Bedürfnisse und umfassen ganz konkrete Verhaltensweisen aus den Bereichen Essen, Trinken, Schlafen, Ausscheidung, Schneuzen und Spucken. Er findet in den genannten Bereichen gleichsinnige Entwicklungen, die im Mittelalter allmählich beginnen, sich in der Renaissance beschleunigen und im 19. Jahrhundert zum Abschluß kommen. Ich stelle einige seiner Befunde dar und bezeichne dabei der Einfachheit halber nur die Anfangs- und Endpunkte der Entwicklungen.

Essen und *Trinken*. Im Mittelalter wurde von gemeinsamen Unterlagen und aus gemeinsamen Schüsseln gegessen, Soßen und Suppen aus gemeinsamen Schüsseln getrunken; das Eßbesteck war noch undifferenziert, es gab lediglich Löffel und Messer. Bis zum 19. Jahrhundert hatte sich der Standard der Eßgebräuche entwickelt; jeder hat sein eigenes Eßbesteck, es gibt verschiedene Formen von Messern, Gabeln und Löffeln je nach Art der Speisen. Servietten werden benutzt, um die Spuren der Speisen wegzuwischen. Im Mittelalter sind Lautäußerungen beim Essen wie Schmatzen, Schnauben, Schlürfen, Rülpsen, Stöhnen und Furzen gang und gäbe. Im 19. Jahrhundert ist leises Essen zur Norm geworden, Körperäußerungen, ja, selbst das Klappern des Besteckes sind verpönt. Im Mittelalter benutzt man die Finger, um feste Speisen, auch Fleisch, zum Mund zu führen, Gabeln werden nicht benutzt. Bis zum 19. Jahrhundert schiebt sich die Gabel, ein Stück Metall also, zwischen den Esser und sein «Triebziel», er packt das, was er in den Mund stecken will, nicht mehr direkt an. Im Mittelalter ist das Messer das wichtigste Eßinstrument, mit dem man schneidet, Speisen in den Mund steckt, das man ableckt, mit dem man gestikuliert. Bis zum 19. Jahrhundert wird der Gebrauch von Messern beim Essen stark eingeschränkt und ritualisiert: Man darf die Messer nicht ablecken, Nahrung damit nicht zum Munde führen, keine runden und weichen Dinge wie Eier oder Fisch damit schneiden; man reicht das Messer mit dem Rücken weiter, also nicht mit der Spitze auf den anderen gerichtet; die Eßmesser sind vorne abgerundet. Man vertuscht und verleugnet, daß das Messer ein Instrument der Aggression sein kann. Im Mittelalter werden die Tiere, gekocht oder gebraten, ganz auf den Tisch gebracht, manchmal sogar mit Fell und Gefieder; sie werden bei Tisch mit Lust zersäbelt und zerschnitten. Im 19. Jahrhundert ist die Herkunft des servierten Fleisches kaum noch zu erkennen, kaum jemand hat eine Vorstellung davon, woher das gebratene Kotelett kommt, wo es einmal «saß». Es wird verleugnet, daß Fleischessen und das Töten von Tieren etwas miteinander zu tun haben.

Ausscheidung. Im Mittelalter entleert man sich an jedem Ort, an dem man sich gerade befindet, wenn das Bedürfnis kommt, auch in Gegenwart anderer Leute. Die Ausscheidungsvorgänge sind ein beliebter öffentlicher Gesprächsstoff. Im 19. Jahrhundert ist die «Toilettenkultur» voll entwickelt. Alle Vorgänge, die mit den Ausscheidungsfunktionen zu tun haben, werden aus der Öffentlichkeit ausgesondert, erfolgen an «stillen» Orten. Auch das Reden darüber wird tabuiert, es herrscht eine «Basis des Schweigens».

Schneuzen, Spucken. Im Mittelalter schneuzt man sich in die Hand. Dieses Verhalten wird nur durch eine Regel kontrolliert: Man schneuzt nicht in die Hand, mit der man das Fleisch nimmt. Spucken ist eine häufige Verhaltensweise. Auch hier gibt es nur eine einzige Regel: Man soll nicht *auf* den Tisch spucken. Noch in der Renaissance gilt es als ungesund, den Speichel zurückzuhalten. Im 19. Jahrhundert ist der Gebrauch des Taschentuchs üblich und gefordert, man wendet sich beim Schneuzen von den anderen ab. Die Entdeckung des Taschentuchs erfolgte parallel zur Entdeckung der Gabel. Spucken wird zunehmend zur «widerlichen» Gewohnheit. Man spuckt entweder heimlich oder in ein dafür speziell entwickeltes Gerät, den Spucknapf. Insgesamt kommt Spucken als Verhaltensweise weitgehend «aus der Mode».

Schlafen. Im Mittelalter sind Schlaf- und Wohnraum nicht getrennt. Man schläft mit vielen Leuten zusammen in einem Raum, auch mit Dienern, Mägden und Gästen. Mehrere Personen schlafen in einem Bett. Man schläft nackt und zieht sich umstandslos vor den anderen aus. Bis zum 19. Jahrhundert ist die Nachtbekleidung erfunden. Die Wohnungen erhalten eigene Schlafräume, jeder sein eigenes Bett, schließlich jeder seinen eigenen Schlafraum. Das Schlafen, also ein Zustand, in dem man sich nicht unter Kontrolle hat, «rückt hinter die Kulissen».

Gleichsinnige Entwicklungen in anderen Affektbereichen sind seit Elias häufig beschrieben worden, z. B. von Philippe Ariès[2] für die Trauer, die von einer öffentlichen Kundgebung voller Affekte zu einem wohlbehüteten, stummen Gefühl wurde, einem Weinen im verborgenen, schamhaft verdeckt. Oder von Alain Corbin[3] für das Riechen: Die Geruchstoleranz nahm immer mehr ab, zwischen 1750 und 1850 besonders dramatisch. Stinkende, faulige Gerüche, mit denen man früher unbehelligt lebte, gelten nun als krankmachend, als bedrohlich. Galt starker Körpergeruch lange als Zeichen von Vitalität und Manneskraft, wird er jetzt zur Belästigung und löst Ekel aus. Es kommt zu einer Desodorisierung der Innen- und Außenräume des Körpers.

Die zunehmende Verleugnung der Tatsache, daß Fleischessen und Töten etwas miteinander zu tun haben, hat nach Elias Siegfried Giedion[4] in seinem Buch «Die Herrschaft der Mechanisierung» treffend beschrieben. Am Beispiel der Schlachthofindustrie des 19. Jahrhunderts in Chicago und Cincinnati zeigt er, wie Schlachten zu einer mechanisierten Umwandlung des Tieres in versandfertiges Fleisch wird – in größtmöglicher Geschwindigkeit. Das Schlachten wird zu einem völlig neutralen Akt, der «Kontakt mit dem Tod wird aus dem Leben gedrängt».[5] Diese Neutralisierung des Tötens hat Michel Foucault für das 18. Jahrhundert in bezug auf einen anderen Tötungsakt, Hinrichtungen, beschrieben. Wurde das Umbringen des Verurteilten früher als grausames, blutrünstiges Volksfest öffentlich inszeniert, wird die Hinrichtung im 18. Jahrhundert zu einem heimlichen, stillen Ritual, bestimmt von Strafnüchternheit – «man nimmt das Leben und vermeidet dabei jede Empfindung».[6]

Die Neutralisierung des Tötens, die an diesen so unterschiedlichen Beispielen deutlich wird, hat große Auswirkung gehabt. «Sie hat sich im großen Maßstab ... im Zweiten Weltkrieg gezeigt, als ganze Bevölkerungsschichten, wehrlos gemacht wie Schlachtvieh, das kopfabwärts am Fließband hängt, mit durchtrainierter Neutralität ausgetilgt wurden.»[7] Noch etwas anderes bewirkt das sachliche Töten: Das Tier, das ehemals liebevoll Haustier genannt wurde, wird zum Rohstoff, der fabrikmäßig ausgebeutet wird. Dieses Denken in Rohstoffen wird im Zuge der Industrialisierung auch auf den Menschen übertragen. 1881 fordert der Ingenieur Chretien, das «Ziel jeder Bestattung müßte die Verwandlung aller leblosen Überreste in natürliche Produkte» sein[8] – ein Gedanke, der in Auschwitz Wirklichkeit wurde, war formuliert, und ein Problem, mit dem die zeitgenössische Medizin in der Transplantationschirurgie und bei der Gewinnung von Pharmaka aus Leichenteilen oder aus Menschenembryos – nicht in die Gebärmutter einer Frau übertragene, «nicht gebrauchte» Retortenembryos – unmittelbar und unentrinnbar moralisch konfrontiert ist.

Die beobachteten Veränderungen im Trieb- und Affektleben sind für Elias nun nicht nur einfach Veränderungen der Sitten oder der sozialen Normen. Sie lassen für ihn vielmehr tiefgreifende Veränderungen der *Persönlichkeitsstruktur* erkennen. Der mittelalterliche Mensch ist derb, ungesteuert, ungeordnet, explosiv und vor allem widerspruchsvoll. Johan Huizinga hat seinen Charakter mit wenigen Sätzen umrissen: «So grell und bunt war das Leben, daß es den Geruch von Blut und Rosen in einem Atemzug vertrug. Zwischen höllischen Ängsten und kindlichstem Spaß, zwischen grausamer Härte und schluchzender Rührung schwankt das Volk hin und her wie ein Riese mit einem Kinderkopf. Es lebt in Extremen, zwischen der gänzlichen Verleugnung aller weltlichen Freuden und einem wahnsinnigen Hang zu Reichtum und Genuß, zwischen düsterem Haß und der lachlustigsten Gutmütigkeit.»[9] Seit dem Mittelalter kommt es zu einer zunehmenden Kontrolle des Affekt- und Trieblebens *und* zu einer Glättung von inneren Widersprüchen. Affektäußerungen, oder was davon übriggeblieben ist, rücken hinter die Kulissen, werden weniger öffentlich, werden privatisiert. Langsicht, also planende Vorausschau und das Aufschieben von Bedürfnissen werden neue Tugenden.

Die Scham- und Peinlichkeitsgrenze, also die Schwelle dafür, was einem peinlich oder unangenehm ist, wird unaufhaltsam vorverlegt bzw. erniedrigt. Dabei – und das ist besonders wichtig – verlagert sich die soziale Kontrolle vom Fremdzwang (äußere Kontrolle) zum Selbstzwang durch die Verinnerlichung gesellschaftlicher Erwartungen – und hierfür waren die emotionalisierten Bindungen innerhalb der Kleinfamilie eine unerläßliche Voraussetzung. Der Mensch hatte sich, «anstatt äußeren Autoritäten zu gehorchen, eine innere Autorität in Gestalt von Gewissen und Pflicht aufgebaut, die ihn wirksamer unter Kontrolle hält, als das eine äußere Autorität jemals vermöchte».[10] Der Körper wird diszipliniert zu einem berechenbaren Leistungsorgan. Es kommt, wie Michel Foucault sagt, zu einer «infinitesimalen Gewalt über den tätigen Körper». «Schritt für Schritt», so fährt er fort, «hat man die Haltung zugerichtet, bis ein kalkulierter Zwang jeden Körperteil durchzieht und bemeistert, den gesamten Körper ... verfügbar macht und sich insgeheim bis in die Automatik der Gewohnheiten durchsetzt.»[11] Der Charakter wird bis in den Körper hinein abgestimmt mit dem Leitmotiv kapitalistischer Erfordernisse: dem «Erwerb von Geld und immer mehr Geld, unter strengster Vermeidung allen unbefangenen Genießens», wie es Max Weber formulierte.[12] Der Charakter ist geschaffen, den die frühkapitalistische Ordnung braucht, der die «Einschnürung der Konsumtion» mit der «Entfesselung des Erwerbsstrebens» zusammenbringt.[13]

Der Mensch geht also auf Distanz zu seinen Affekten, entfremdet sich von ihnen. Zwei Seelen ruhen nun in seiner Brust oder, wie es Elias präzise ausgedrückt hat, die Affekte werden weniger bewußtseinsdurchlässig, und das Bewußtsein wird weniger affektdurchlässig. Der Bürger verliert den Zugang zu seinem Unbewußten und ist dessen Impulsen um so unwissender ausgeliefert. Seine Logik bezahlt er mit dem Vergessen der Affektlogik, seine Rationalität macht ihn zugleich irrational. Das Unbewußte muß von der Psychoanalyse «entdeckt» werden, und diese Entdeckung schreckt und empört den Bürger. Die Ambivalenz muß als wissenschaftliches Konzept von der Psychoanalyse eingeführt werden, denn «Blut und Rosen» werden, um das obige Zitat Huizingas abzuwandeln, von dem Bürger nicht mehr «in einem Atemzug vertragen». Er muß von der Psychoanalyse mühsam und widerwillig lernen, was dem mittelalterlichen Menschen erlebbar war: daß Liebe und Haß, Sehnsucht und Angst, Grausamkeit und Zartheit zusammengebrannt sind.

Robert Louis Stevenson stellt in seiner Geschichte «Dr. Jekyll und Mr. Hyde» den inneren Dualismus des bürgerlichen Menschen sinnbildhaft dar; und nach Jan Hendrik v. d. Berg drückt die sexlose viktorianische Frau diesen Dualismus symbolisch aus, wenn sie sich im hysterischen Anfall aufbäumt, «ruhend auf Ferse und Hinterkopf, im Kulminationspunkt befand sich die – abwesende – Geschlechtlichkeit».[14] Diese Gespaltenheit gründet auf dem Konflikt zwischen Triebwünschen und verinnerlichten gesellschaftlichen Normen, den die Psychoanalyse Ende des 19. Jahrhunderts in den Mittelpunkt ihrer Lehre stellt, als sie die Neurose als Ausdruck und mißglückten Lösungsversuch dieses Konfliktes begreift.

Affektkontrolle und -distanz gehen einher mit einer Differenzierung der Gefühlswelt – die Gefühle werden nicht nur gedämpft, sie werden zugleich vielfältiger, schattierungsreicher. Zukunftsbezogene Gefühle wie Sehnen und Hoffen sowie handlungsferne Gefühle – Phantasien, Schwelgen, Schwärmen, ästhetische Gefühle – rücken vor. Das Verhältnis von Affektdistanz einerseits und Affektbereicherung andererseits hat Alain Corbin am Beispiel des Geruches herausgearbeitet. Die «Revolution der Geruchswahrnehmung» tritt – wie schon gesagt – zwischen 1750 und 1850 in eine entscheidende Phase. Die Unduldsamkeit gegenüber groben Gerüchen, gegenüber Gestänken von Exkrementen, Jauche, Schlamm und Verwesung nimmt zu. Zugleich entsteht «hinsichtlich des Riechbaren ein bis dahin unbekanntes Zartgefühl»[15], nämlich eine Sensibilisierung für erlesene, feine Gerüche, z. B. Blumen oder zarte Parfüms, deren gemeinsames Kennzeichen ist, daß sie kaum wahrnehmbar sind. Kräftige tierische Duftstoffe wie Moschus oder Ambra gelten nun als ordinär, stark duftende Parfüms als peinlich. Eine geruchsfreie Welt ist das neue Ideal, nur in ihr kann man die neuen zarten Gerüche wahrnehmen. Der differenzierte Geruch, der feine Duft und die feine Nase werden zum Klassensymbol der feinen Leute, die nie im Schweiße ihres Angesichts arbeiten mußten – wie die gesamte Differenzierung der Gefühlswelt als Klassenmerkmal diskriminierend gegen die plumpe, derbe Masse gesetzt wird.

Auch die *Sexualität* gerät zunehmend unter Kontrolle, unter verinnerlichten Selbstzwang. Die starke sexuelle Repression trifft im 18. und 19. Jahrhundert vor allem die Jugendlichen – ich erinnere an den sadistischen Kampf gegen die Selbstbefriedigung – und die Frauen – mit der Entsexualisierung der bürgerlichen Frau und der Doppelmoral. Zur Doppelmoral tritt das Doppelbild von der Frau: Mutter oder Hure, Schwester oder Flittchen, Gattin oder Konkubine, Bürgerin oder Arbeiterin. Die «gute Frau» wird ihrer Sinnlichkeit beraubt, es gilt, ihre Triebhaftigkeit zu zügeln. Auch hier spielen die zarten Düfte eine Rolle, wie Corbin anmerkt: «Man will sie (die Frau) als Rose, als Veilchen oder als Lilie, vor allem aber nicht katzenhaft oder nach Moschus duftend; die der Blumenwelt entlehnten Bilder vertreiben jene anderen, die (der Welt) der fleischgierigen Raubtiere entstammen.»[16]

Die Medizin wird zum Sprachrohr der sexuellen Unterdrükkung – und argumentiert hygienisch. Selbst liberalen und aufgeklärten Ärzten des 19. Jahrhunderts wie dem Engländer William Acton[17] gilt der «Gebrauch der sexuellen Funktionen» als Gesundheitsrisiko. Der häufige eheliche Geschlechtsverkehr, und das ist schon der zweimal wöchentliche, ist gesundheitlich ruinös. Für Jugendliche ist jede sexuelle Betätigung fatal, die Selbstbefriedigung aber vernichtend. Frauen sind weniger gefährdet als Männer, weil die meisten von ihnen, «happily for them», von sexuellen Gefühlen wenig behelligt werden, vulgäre Frauen ausgenommen. Für die viktorianischen Ärzte ist das sexuelle Verlangen «eine Quelle von Siechtum, Schrecken und Verhängnis»[18]. Sie formulieren – schon damals – Moralvorstellungen ihrer Gesellschaftsschicht in der Sprache von Gesundheit und Krankheit, verkleiden Moral als Hygiene. Besonders radikale Vertreter der medikalisierten Abstinenzmoral sind die US-Amerikaner Sylvester Graham und John Harvey Kellogg[19], die sich zugleich als Erfinder und Hersteller gesunder Kost einen Namen machten – «Cracker», Diätbrot und Frühstücksflocken werden heute noch nach ihnen benannt. Beide führen einen regelrechten Kreuzzug gegen die Sexualität. Kellogg empfiehlt zum Beispiel alle grausamen Waffen des Antimasturbationskampfes, einschließlich der Beschneidung ohne Narkose bei hartnäckigen «Masturbanten», weil «der Schmerz bei der Operation eine heilsame Wirkung auf den Geist hat»[20]. Ähnlich unerbittlich kämpfen Kellogg und Graham für körperliche Fitnessübungen und gesundheitsbewußte Eßgewohnheiten. Richtiges Essen und Trinken, richtige «Excercises», richtige (keine) Sexualität sind ihr Gesundheitsprogramm, die großen drei F's, wie John Money höhnt: «Food, Fitness, Fucking»[21]. Die dauernde Selbstbeschäftigung damit, was fit hält, gesund ist, krank macht, die besorgte Selbstbeobachtung von Körper und Gesundheit – und komme sie noch so alternativ daher – ist in der Geschichte der bürgerlichen Gesellschaft tief und unauflösbar verbunden mit Prüderie und Sinnenfeindlichkeit, mit Sauberkeit und Disziplin.

Sexualität wird mit Heimlichkeit umgeben, sie ist assoziiert mit Laster und Verderben, sie ist eine Gefahr, die auf verzweiflungsvolle Weise unentrinnbar ist. Vorherrschend ist eine hochgradig ambivalente Haltung zur Sexualität: Einerseits wird sie als gefährlich und zerstörerisch erlebt, zugleich aber als teuflisch verlockend. Letzteres wird häufig in den Diskussionen über die Sexualität des 19. Jahrhunderts vergessen, obwohl Jos v. Ussel, Steven Marcus und Michel Foucault[22] unabhängig voneinander darauf hingewiesen haben. Sexuelle Repression führt zur sexuellen Obsession, zu einer restlosen Sexualisierung der Realität. Je mehr man versucht, Sexualität zu unterdrücken, auszuschalten, desto stärker lauert sie überall, desto stärker durchdringt sie das ganze Leben. Das Denken an Sexualität ist ebenso unausweichlich wie permanent, sie ist allgegenwärtig. Im viktorianischen England muß selbst das Fußstück eines Pianos mit einer Spitzendecke drapiert werden, weil die Assoziation an ein Damenbein als obszön und unschicklich gilt und vermutlich auch aufreizt. Sexualität wird unterdrückt und zugleich immer wachgerufen. Prüderie und Übersexualisierung, Verklemmtheit und Dauergeilheit gehören zusammen wie Pech und Schwefel. Es ist schon merkwürdig: Heute ist Sexualität durch ihre permanente Veröffentlichung zwar überall zu sehen und zu hören, aber kaum noch zu spüren. Unsere mit sexuellen Anreizen vollgestopfte Welt verwirklicht, so Martin Dannecker, «wovon die Askese träumte» – und der brave Viktorianer, wenn es ihn gab: «Wir bewegen uns in einem Meer von Sex ohne die Empfindungen, die einmal als sexuelle Lust bezeichnet wurden, ohne Schaden für unsere Anständigkeit und ohne Kampf gegen spürbare Anfechtungen.»[23] Der Viktorianer hingegen befand sich in seiner scheinbar sexreizfreien Welt ständig in Strudeln von Anfechtungen.

Als Folge der Widersprüche und Zwiespälte entsteht bei Laien wie bei Fachleuten im 19. Jahrhundert eine neue Vorstellung über die Sexualität: das Konzept vom Trieb, der wie ein Dampfkessel auf dem Feuer funktioniert[24]: Das Individuum steht ständig unter «Dampf», starkem sexuellen Druck, dessen unkontrolliertes Ausströmen mit viel Gegenkraft abzupanzern und zu unterdrücken ist. Nur ein kontrolliertes Dampfablassen ist – den Männern – gelegentlich erlaubt, ein Kanalisieren von Energien, um Schlimmeres zu verhüten. Die Wucht der unterdrückten Sexualität macht angst, Angst vor explosionsartigen Entladungen, Triebdurchbrüchen, die Individuum und Gesellschaft bedrohen und zerstören können. Die mühsam gezügelten, weggedrängten sexuellen Wünsche werden zu einem fremden Teil im Menschen, und dieses Fremde, Abgespaltene war der Trieb. Er führte ein kaum zu bändigendes, bedrohliches Eigenleben; ein Tier, im Käfig einzuschließen, aber beständig ausbruchsbereit und gefährlich – und von einer unentrinnbaren Anziehungskraft. Die frühbürgerlichen Tabus machen die Sexualität ungeheuerlich.

Einige Viktorianer wußten um diese Zusammenhänge, z. B. Oscar Wilde im Dorian Gray: «Der einzige Weg, eine Versuchung loszuwerden, besteht darin, sich ihr hinzugeben. Widerstehen Sie ihr, so erkrankt Ihre Seele vor Sehnsucht nach dem, was sie selbst verboten hat, vor Begierde nach dem, was ihre ungeheuerlichen Gesetze ungeheuerlich und ungesetzmäßig gemacht haben.»[25] Das von uns für seine antisexuelle Haltung so kritisierte 19. Jahrhundert bringt, paradoxerweise, die Sexualität zu einer nie gekannten Blüte. Sie erlangt eine – eingeengte, überspitzte, zwanghafte – Bedeutung, die sie früher nicht hatte. In früheren Zeiten war die Sexualität eine von vielen wichtigen Angelegenheiten, aber nicht besonders hervorgehoben; die Leute betrachteten sie mit mehr Gleichmut als derartig affektiv aufgeladen. Nun durchwuchert die Sexualität alles. Der Wortschatz, der Sexualität bezeichnet oder beschreibt, explodiert trotz aller Heimlichkeit und mit ihm der Diskurs, das Gerede über Sexualität: Im Roman, in Erziehungsschriften, in wissenschaftlichen Werken, in den Gesetzbüchern, am Stammtisch; die Pornographie feiert ihre heimlichen Triumphe.

Genau hier entsteht das, was Michel Foucault sarkastisch die «Zotensammlung des Morbiden»[26] nennt, wir – vornehmer – «Sexualwissenschaft». Sie lenkt das Reden über Sexualität in Bahnen, sie schafft das scheinbar emotionslose Vokabular zum Sortieren des vermeintlich Chaotischen. Es ist die Zeit, in der man manisch neue Perversionen und sexuelle Skurrilitäten aufspürt, sie triumphierend mit lateinischen Namen behängt und so dingfest machen und in die Schublade einer wissenschaftlichen Ordnung ablegen will. Die Sexualwissenschaft gehört zu den «Observatorien der menschlichen Vielfältigkeit»[27] im Sinne Foucaults, zu den vielen Versuchen, das Verhalten der Menschen analysierbar und kontrollierbar zu machen. Alles muß dem Bürger sichtbar, durchschaubar sein. Sexualwissenschaft und Pornographie stehen dabei in einem auffälligen polaren Wechselverhältnis, sie spielen sich sozusagen die Bälle zu, sind verschiedene Seiten der gleichen gesellschaftlichen Medaille. «Auf jede Warnung von Medizinern vor den schädlichen Folgen sexueller Exzesse antwortete die Pornographie mit Kopulationsszenen in excelsis... Der Propagierung von Zartgefühl und Frigidität ‹anständiger Frauen›... stellte die Pornographie Legionen von Mänaden und rasenden Weibern entgegen.»[28]

Die Sexualität in den hochindustriellen Gesellschaften oder Wie die Welt mit «Nacktheit verkleidet» wird

Für den bürgerlichen Jungen, sagen wir vor hundert Jahren, vor fünfzig Jahren oder auch noch vor dreißig Jahren, war die Selbstbefriedigung verboten. Er hatte dieses Verbot verinnerlicht, und ihm waren die schrecklichen Folgen der «heimlichen Sünde» bekannt, die Schwächung des Körpers durch die Vergeudung seiner Kräfte, die Verbiegung des Geistes durch Schwund von Rückenmark und Hirn. Wir lächeln heute über seine Besorgnis, für ihn aber war sie real. Er kämpfte tagelang gegen sein Verlangen, erlag schließlich der Versuchung und tat's in einem Affektsturm, in dem sich Begierde, Angst, Reue und Aufbegehren gegen Verbote und Moral mischten. Der Mittelschichtsjunge von heute verfügt dagegen scheinbar souverän über diese Lustmöglichkeit seines Körpers, er bedient sich ihrer, wenn er Lust dazu verspürt, sich langweilt, sich frustriert fühlt durch alles mögliche (nicht nur sexuell); vorausgesetzt, es ist ihm gerade nicht zu anstrengend, zu aufwendig, zuviel «action». Seine liberalen und aufgeklärten Eltern raten ihm möglicherweise und besorgt, er möge doch mal wieder onanieren, wenn er schlecht gelaunt oder gerade einmal unzufrieden ist.

Zwischen den beiden Jungen liegen Jahrzehnte; sie trennen unterschiedliche Entwicklungsstufen der Industrialisierung, Stufen, die durch Konsumrestriktion einerseits und Konsumexpansion andererseits charakterisiert werden können. Den

Prozeß, der sich zwischen den beiden geschilderten Episoden abgespielt hat, nennt man *sexuelle Liberalisierung*. Was ist passiert? Erstens, der Junge von früher durfte weniger als der von heute, Verbote sind weggefallen. Beim näheren Hinsehen ist dies allerdings komplizierter: Der erste Junge darf nicht, der zweite sollte eigentlich. Zu erkennen ist darin die schon erwähnte Tendenz vom sexuellen Verbot zum sexuellen Gebot. Zweitens, das Erleben der Sexualität veränderte sich radikal. Für den Jungen von damals war die Sexualität ein innerer Drang, gefährlich und verführerisch zugleich, mit dem er ständig im Kampf lag, sie war eine Leidenschaft im Wortsinne. Für den Jungen von heute ist die Sexualität ein Vergnügungs- und Trostmittel, das er beliebig einsetzen kann – sogar unter den wohlwollenden Blicken der Familie. Sie scheint etwas ganz und gar Harmloses, wie ein Glas Wasser, das man trinkt, scheinbar problemlos. Drittens, Sexualität, genauer, die sexuelle Betätigung, war früher *Ziel* sozialer Kontrolle, der Junge sollte sie lassen, sie unterdrücken; heute ist Sexualität *Mittel* sozialer Kontrolle, der Junge soll sie benutzen, damit es ihm besser geht, damit er zufriedener ist, damit er seiner Umwelt weniger zur Last fällt, damit er weniger aufsässig ist. Das kleine Beispiel ist ein Lehrstück über die sexuellen Veränderungen in den hochindustriellen Gesellschaften: vom Verbot zum Gebot, vom Drang zum Vergnügen, vom Ziel zum Mittel der Kontrolle.

Die sexuelle Liberalisierung der letzten 25 Jahre hat vier Erscheinungsformen: (1) Der Umgang mit Sexualität ist freizügiger geworden. Das ist vor allem ablesbar an den sexuellen Verhaltensweisen Jugendlicher und an der weitgehenden Loskoppelung der Sexualität von der Institution Ehe. Um nur eine Zahl zu nennen: Noch Mitte der 60er Jahre hatten lediglich 20% der westdeutschen Studentinnen ihren ersten Geschlechtsverkehr vor dem 20. Geburtstag, zu Beginn der 80er

Jahre waren es mehr als 70 %.[1] (2) Da Sexualität – zahlenmäßig gesehen – vor allem Heterosexualität ist, führte diese Freizügigkeit zwangsläufig zum Abbau von Geschlechtsunterschieden im Sexualverhalten: Bezogen auf so grobe Parameter wie Alter beim ersten Geschlechtsverkehr, Ausmaß und Art der sexuellen Erfahrungen vor der Ehe, Partnerwechsel, außereheliche Sexualität usw. verhalten sich Mädchen und Jungen, Frauen und Männer heute sehr viel ähnlicher als früher. (3) Die Einstellungen gegenüber sexuellen Minderheiten – z. B. Homosexuellen – und zu früher tabuierten, aber allgemein verbreiteten Verhaltensweisen – z. B. Jugendsexualität, Masturbation, außereheliche Beziehungen – sind toleranter geworden, relativ zumindest. Entsprechend der Konvergenz männlichen und weiblichen Sexualverhaltens ist eine geschlechtsspezifische Zurichtung von Sexualverboten – die Doppelmoral, die Männern mehr erlaubte als Frauen – erheblich seltener geworden. (4) Diese Veränderungen haben sich in rechtlichen und administrativen Maßnahmen niedergeschlagen. In vielen westlichen Ländern wurden die Strafgesetze zur Homosexualität, zur Abtreibung und zur Pornographie liberalisiert, allerdings in begrenztem Umfang.

Es ist also zu einem Wegfall von Sexualverhalten gekommen – und zwar von solchen Verboten, die in der Überflußgesellschaft ohnehin keine gesellschaftliche Funktion mehr haben. Der Zwang zu verzichten, auch auf sexuelle Wünsche, geht einher mit wirtschaftlichen Mangelsituationen, in denen alle Kräfte für das Überleben oder für den Aufbau der Wirtschaft mobilisiert werden müssen, also dann, wenn viel mehr Bedürfnisse vorhanden sind, als befriedigt werden können. Typisch dafür ist die frühe Industrialisierungsphase westlicher Gesellschaften, also das «viktorianische» 19. Jahrhundert: In dieser Phase mußten alle erwirtschafteten Überschüsse zum Aufbau der Wirtschaft, zur Gewinnmaximierung möglichst wieder investiert werden, Konsum und Bedürfnisbefriedigung wurden aufgeschoben. Eine Verzichtsmoral war hier ebenso sexuell repressiv wie funktional. Sie betraf, wie im letzten Kapitel gezeigt, keineswegs nur die Sexualität, sondern alle sinnlichen und intimen Bedürfnisse. Der Körper wurde diszipliniert und damit verplanbar für disziplinierte Arbeit. Andere Beispiele für sexuell repressive Aufbauphasen sind die Nachkriegssituation bis Mitte der 60er Jahre in Westeuropa oder die 20er Jahre in der UdSSR, in denen es zur Wiedereinführung strenger Sexualstrafgesetze kam – entgegen den ursprünglichen revolutionären Absichten.

Heute aber, in den spätkapitalistischen Industriegesellschaften, können Produkte im Überfluß produziert werden, viel mehr, als hier jemals verbraucht werden können. Selbst in der Rezession der letzten Jahre sank die Produktion nur geringfügig, wenn überhaupt; selbst bei steigender Arbeitslosigkeit werden durch Rationalisierung immer mehr Waren hergestellt. Während in den meisten Regionen dieser Welt lebensbedrohlicher Mangel herrscht, stehen wir vor unermeßlichen Bergen von Waren und Produkten – allerdings ist auch hier vielen der Zugang zu diesem Überfluß verwehrt. Unter dem Druck der Warenberge werden Einschränkungen und Verzicht unerwünscht; denn: was fehlt, sind Abnehmer, Käufer, also *Waren*-«Bedürftige», die die vielen Waren kaufen – und wo Waren-«Bedürftigkeit» fehlt, warum sollte da ein Bedürfnis wie Sexualität unterdrückt, sparsam bewirtschaftet werden? Eher gehört es ausgeplündert, z. B. der Nachfrage nach Ware dienstbar gemacht. Für die Werbung sind Sexualreize schon lange so etwas wie ein natürlicher Rohstoff. Aber wichtiger als die Ausnutzung sexueller Reize in der Werbung, die Umsetzung von Sexualreizen in Kauf*an*reize, gleichgültig für was, ist die grundsätzlich *veränderte Relation von Bedürfnissen* *einerseits und Befriedigungsmöglichkeiten andererseits*, und damit ein völlig veränderter Umgang mit Bedürfnissen.

Der österreichische Philosoph Günther Anders hat dies am krassesten beschrieben, wie in einem Science-fiction-Szenario, bis an die Schmerzgrenze. «Nicht die bedürfnisstillenden Materialien und Energien werden begrenzt sein», sagt er, «sondern umgekehrt die *Bedürfnisse*, da diese nicht... ad infinitum erweitert werden können.»[2] Anders denkt die Überflußgesellschaft radikal zu Ende: Wir werden nicht einen Mangel an Befriedigungsmitteln, an Gütern haben, sondern an Bedürfnissen, nicht die Ressourcen sind begrenzt, sondern die Wünsche. Diese Position leugnet nicht, daß auch hierzulande viele Mangel leiden; sie zeigt gesellschaftliche Strukturen, die für die Affluenten längst verwirklicht sind. Der Überschuß an Befriedigungsmitteln erfordert kategorisch alle Bedürfnisse, und damit auch die Sexualität, zu maximalisieren, um konsumieren zu können, was auch immer, um der Masse der Produkte Herr zu werden, um die Produkte zu vernichten, damt neue hergestellt werden können. «Schon heute ist ja der... Vorrat an Bedürfnissen derart verknappt, daß eigens solche erzeugt werden müssen.»[3] Aufgabe der Psychologie ist es, Wünsche zu produzieren, die Menschen für ihre Bedürfnisse und Wünsche sensibel zu machen – durch Werbung, aber auch durch Psychotherapie, durch Encounter und Selbsterfahrungsgruppen mit dem Lernziel: «Ich stehe zu meinen Bedürfnissen» – als Losung für verwöhnte Mittelschichtkinder, die kaum jemals etwas entbehrten, und als sei dies die ultimative Kulturleistung. Dabei geht es nicht – zumindest nicht nur – um die Befreiung von verbauten, geblockten, verdrängten Bedürfnissen – das ist ja notwendig; es geht um die Optimalisierung des Menschen zum Bedürfniswesen, das kongruent ist mit den spätkapitalistischen sozioökonomischen Verhältnissen. Denn, so Günther Anders in einer zynisch anmutenden Zuspitzung seiner Thesen, «nicht um das tägliche Brot werden wir (privilegierte Menschen der westlichen Welt) beten, sondern um den täglichen Hunger».[4] Zynisch aber ist nicht diese Aussage; zynisch sind die Verhältnisse, die das in einem Teil der Welt ermöglichen, während in anderen Regionen Millionen verhungern. Die Werbung ist dicht dran an dieser pervertierten, d. h. verdrehten Bedürfnis-Befriedigungsrelation. Der Slogan «Durst wird durch Bier erst schön» zeigt, daß es um die schöne Bedürfnisspanne geht, die den Genuß möglich macht. Oder noch deutlicher: Unter einer frisch geöffneten Flasche Bier, verlockend auf einem Plakat gezeigt, steht der Spruch: «Was gäbe ich für Durst», nicht etwa: «Was gäbe ich für Bier.» Da wird in der Tat für unser täglich Durst gebetet, damit wir die Ware Bier verbrauchen können.

Unter diesen Bedingungen sind Menschen, die, durch keinen unkontrollierten Triebimpuls gestört, berechenbar für den reibungslosen Arbeitsablauf sorgen – also Menschen, die dem frühbürgerlichen Charakterideal entsprechen –, nicht mehr so gefragt. Eher brauchte man heute – um es wieder zugespitzt zu formulieren – die jederzeit durch kleinste Bedürfnisimpulse zu irritierenden, ablenkbaren, an- und ausreizbaren Sofortbefriediger, empfindsam für das «erstbeste oder erstschlechteste Zwitschern» jedes Wunsches oder Appetits.[5] Der Sozialcharakter des angepaßten Menschen in den westlichen Gesellschaften ist schon deshalb durch sexuelle Freizügigkeit gekennzeichnet. «Die Aufhebung des Tabus, die einmal – lang ist's her – revolutionär gewesen war, ist, mindestens *auch*, zur konterrevolutionären Maßnahme geworden.»[6]

Noch einmal: Bei der gegenwärtigen gesellschaftlichen Logik im Umgang mit Bedürfnissen ist es nicht möglich und nicht wünschbar, auch nur *ein* Bedürfnis sparsam zu bewirtschaften. Aber es gibt noch andere Gründe für die sexuelle Liberalisierung: Die Produktivkraft steigt durch neue Technologien rapide, menschliche Arbeit wird immer weniger gebraucht; d. h. die *Zeit* der Menschen wird nicht mehr gebraucht für *Arbeit*. Es entsteht ein neues gesellschaftliches Problem in den westlichen Gesellschaften: Wie geht man mit dem entstehenden «Zeitbrei», mit der «ozeanischen Lehrzeit»[7], um? Sexualität ist als Füllsel, als Füllmasse unentbehrlich geworden, ebenso unentbehrlich wie die Waren der Unterhaltungsindustrie, die permanent angeboten werden, denk- und maulstopfend – daß bloß keiner die Unzufriedenheit merke. Wir treten zur Sexualität in ein Verhältnis wie zu einer Erlebnisware, als wie zu Unterhaltung, Zerstreuung, Reisen, Psychoangebote, Sekten.

Der «Zeitbrei» ist an sich schon ein Problem. Zu einem besonderen Problem wird er dadurch, daß er – wie andere Kosten und Güter auch – ungerecht verteilt wird (und Ansätze zu einer gerechteren Verteilung, wie zum Beispiel drastische Arbeitszeitverkürzung, bekämpft werden). Steigende oder auf hohem Stand stagnierende Arbeitslosigkeit bei Wirtschaftswachstum – das zeigt, wohin konservative «Lösungen» dieses Problems führen: zur Zweiteilung der Gesellschaft.[8] *Arbeitslose*, die, von der Produktion, von der Arbeit abgekoppelt, zu Fürsorgeobjekten werden, immer häufiger von Jugend an und vermutlich lebenslang; *Arbeithabende*, die mit der Drohung politisch in Schach gehalten werden, daß sie jederzeit in die Gruppe der anderen, der Arbeitslosen, übergewechselt werden können. Offenbar ist man bereit, große Gruppen der Bevölkerung auszugrenzen, zu marginalisieren: Zehn Prozent sind es heute schon, mindestens; rechnet man die verkappte Arbeitslosigkeit mit, sogar ein Sechstel; vielleicht werden es bald ein Drittel sein[9] und wir in einer Zweidrittel-Gesellschaft, wie Klaus Dörner[10] es nannte, leben. Zweierlei ist für die konservative «Lösung» notwendig: erstens, die Aufrüstung nach innen, also der sogenannten Ordnungskräfte – Militarisierung der Polizei, ausufernde Geheimdienste, computerisierte Registrierung jedes einzelnen; und zweitens, die Besänftigung der Massen, das heißt, alles zu fördern, was ablenkt: Spielautomaten, Kabel- und Satelliten-Fernsehen, Video, Video-Pornos, Video-Gewalt, aber auch privates Glück, Verliebtheit und Sexualität. Allerdings läßt sich durch besinnungslose Selbstbeschäftigung auf lange Sicht keiner beschwichtigen, zum Glück nicht. Aber versucht wird es: «Die Freiheitsberaubung... als Lustlieferung»[11] vorzunehmen.

Oder betrachten wir die Situation Jugendlicher, deren sexuelle Gewohnheiten in den letzten beiden Jahrzehnten in besonderem Maße freizügiger geworden sind.[12] Eine Gesellschaft, die ihren Jugendlichen nach Abschluß der Ausbildung – nach Hauptschule, Realschule, nach der Lehre (sofern sie überhaupt eine Lehrstelle bekommen), nach dem Abitur oder nach dem Studium (sofern sie überhaupt einen Studienplatz bekommen) – keinen Arbeitsplatz bieten kann oder will, ihnen also erst einmal klarmacht, daß sie gar nicht gebraucht werden, daß sie für die gesellschaftliche Produktion überflüssig sind, zunütze bestenfalls als Konsumenten – diese Gesellschaft kann doch nicht im Ernst diesen Jugendlichen auch noch ihre Sexualität streitig machen als eine Möglichkeit des Selbsterlebens oder des Lebens. Im Gegenteil, hier wird die Sexualität als eine der vielfachen Befriedigungsstrategien wie auf dem silbernen Tablett geradezu abgeboten. Von Unzufriedenheit, die gefährlich und brisant werden kann und werden wird, soll abgelenkt, die Sensibilität dafür betäubt werden. Um noch einmal Günther Anders zu zitieren: «So, wie man früher körperliche Anstrengungen als Anti-Sexualia empfohlen hatte, so empfiehlt man heute Sexualia als Anti-Moralia und Anti-Politika.»[13]

Nur nebenbei: Die Universität ist in dieser Situation lange nicht mehr *nur* Bildungs- und Ausbildungsinstitution, sie droht selbst eine Ablenkungsstrategie zu werden. Sie ist ein riesiges Verschleierungsmanöver, ein riesiges Potemkinsches Dorf zur

Vertuschung von Arbeitslosigkeit. Viele Studenten sind an der Universität ohne Berufsaussichten, manche auch ohne Studienabsichten; sie sind dort, um einen gesellschaftlichen Status zu haben, um ein soziales Umfeld zu haben, oder damit die Eltern Kindergeld und Steuererleichterungen bekommen. Eliteuniversitäten sind in dieser Situation eine ebenso rationale wie reaktionäre Forderung. Dort werden die wenigen Hochqualifizierten ausgebildet, die man auch bei fortgeschrittener Rationalisierung wirklich braucht, und es werden nicht mehr Fachidioten sein, denn die sind heute auch nicht mehr zu verwenden.

Eine Verzichtsmoral ist unzeitgemäß geworden, ja, ist den Interessen des «Systems» sogar entgegengerichtet. Damit haben sich auch die Formen der sozialen Kontrolle der Sexualität verändert. George Orwell und Aldous Huxley haben in ihren utopischen Romanen zwei Modelle politischer Unterdrückung beschrieben. Früher, im Zeichen der Verzichtsmoral, funktionierte sexuelle Kontrolle nach dem Orwellschen Prinzip offener Repression: pausenlose Indoktrination, Einschüchterung, Verbreitung von Furcht und Schrecken, Überwachung und drakonische Bestrafung. Für die Sexualität und auch sonst ist es heute aber später als 1984. Sie wird eher huxleyisch kontrolliert, behelligt oder verunstaltet: also nicht so sehr durch offene Repression, sondern eher durch ihre Freigabe, eher durch Stillung bis zur Bewußtlosigkeit, eher durch Ausnutzung als Befriedigungs- und Bindemittel für Unzufriedenheit ganz anderer Art, zum Vorgaukeln der «Schönen Neuen Welt». Huxley selbst hat diesen Wandel der sozialen Kontrolle 30 Jahre nach Erscheinen seines Romans so beschrieben: vom «Zufügen von Schmerzen» zum «Anordnen... von Lust»[14].

Dadurch hat Sexualität ihre subversive Sprengkraft eingebüßt oder vieles davon, vor der sich die Vertreter der orthodoxen Sexualmoral früher – und damals durchaus mit Recht – so fürchteten, und auf die die sexualbejahenden Ideologien, wie

z. B. die Lehre Wilhelm Reichs – damals ebenfalls zu Recht – so hofften. Sexualität soll nun der angepaßten Glückseligkeit, die nichts hinterfragt und die sich im Bestehenden gerne einrichtet, dienstbar gemacht werden; zu diesem Zweck wird sie aufbereitet, enthemmt, entfaltet. «Unsere Welt», sagt Günther Anders, «ist mit Nacktheit bekleidet – diese Nacktheit verdeckt die wirkliche Welt.»[15]

Und was ist mit der «Wende»? Sexuelle Liberalisierung und Überflußgesellschaft gehören nach meiner Auffassung strukturell zusammen, daran kann die «Wende» nichts ändern. Paradoxerweise benötigt Wendepolitik sexuelle Liberalisierung, oder doch bestimmte Grundzüge dieser Liberalisierung, wie ich gerade zeigte, als Besänftigungsstrategien. Die Zurückhaltung, hier etwas zurückzudrehen, wird beispielhaft erkennbar an Aids. Diese Krankheit ist *bisher* in erstaunlich geringem Maße dazu benutzt worden, um Sexualrestriktionen politisch durchzusetzen oder zu propagieren. Die Regierungen von Bund und Ländern und ihre Behörden enthalten sich bisher weitgehend solcher Versuche, sieht man von Bayern einmal ab. Die mit öffentlichen Mitteln unterstützten Safer-Sex-Kampagnen der Deutschen Aids-Hilfe geben sich prononciert liberal und reden möglichst buntem, möglichst fröhlichem, auch promiskem «Sex» das Wort, solange er nur gesund und hygienisch ist, d. h. keiner mit Blut und Samen in Berührung kommt. Diese Kampagnen wollen Verantwortung erotisieren, nicht verbieten. Es ist nicht ohne Komik: Noch nie sind so viele «four letter words» (bumsen, Faustficken, Arschficken, blasen, runterholen, wie es deftig in vielen Safer-Sex-Broschüren und -Comics heißt) mit Hilfe von Staatsgeldern gedruckt und unter die Leute gebracht worden. Wohlgemerkt, ich kritisiere hier nicht das Fehlen irgendeiner Zensur, ich erwähne dies nur als Symptom. Oder: Die Aufklärungskampagne der Bundesregierung im Frühjahr 1987 spricht ganz offiziell von nicht ehelicher Sexualität, häufigem Partnerwechsel, sexuellen Beziehungen mit unbekannten Partnern – nicht moralisierend, sondern werbend für Kondome. Ende 1987 zog das Bundesgesundheitsministerium einen Kinospot zurück, weil in ihm nicht von Kondomen die Rede war, sondern nur von Treue.[16] Oder: Die Schwelle, über sexuelle Praktiken und Gewohnheiten in allen Details, in allen Medien, zu allen Tageszeiten und vor jedem Publikum zu sprechen, ist im Gefolge von Aids bemerkenswert gesunken.

Dennoch ist nicht zu übersehen, daß sexuelle Liberalisierung zur Zeit von drei Seiten unter Druck gerät. Auch wenn noch ein eher liberaler Umgang mit *Aids* dominiert, ist für viele natürlich der Versuch verlockend, diese Krankheit für «moralische Panik»[17] und sexuelle Restauration auszunutzen (vgl. S. 184f). Moralische Panik, das Gefühl, mit der sexuellen Freizügigkeit sei es zu weit gegangen, Chaos und Zerstörungswut bedrohten das sexuelle Zusammenleben, wird auch mit der *Antipornographiekampagne* (vgl. S. 150f) geschürt. Pornographie wird konzipiert als eine Art sozialer Geschlechtskrankheit, hochansteckend mit Gewalttätigkeit und Frauenverachtung, eine Gefahr für Individuum und Gesellschaft, durchaus vergleichbar der Gefahr, die man im letzten Jahrhundert der Masturbation zuschrieb. Und schließlich, drittens, die vehemente Forderung nach Verschärfung der *Abtreibungsgesetze* und -praxis (Kostenübernahme durch die Kassen, sogenanntes Beratungsgesetz).

Neu sind die Koalitionen, die die antisexuellen Kämpen bilden. In der Aids-Frage wetteifert so mancher für kritisch gehaltene Ökologe mit den bayerischen Falken um die allerdüsterste Prognose. Ein eklatantes Beispiel hierfür ist das kürzlich erschienene Buch von H. Strohm[18], einem engagierten Atomkraftgegner. Überwältigt von der eigenen Katastrophenwollust und verstrickt in die Denkmasche, daß Aufklärung immer dem verbreiteten Schrecken proportional ist, unterscheidet er nicht mehr zwischen Gefahren, an deren Propagierung die Mächtigen ein Interesse haben können (z. B. an der law-and-order stiftenden Seite einer restriktiven Aids-Politik) und solchen, an deren Verschleierung sie ein Interesse haben (z. B. an der profitstiftenden Seite von Atomenergie und Vergiftung der Umwelt). In der Pornographie-Kommission des US-Präsidenten Reagan[19] arbeiteten religiöse Fundamentalisten und Feministinnen unter dem Vorsitz von E. Meese, dem langjährigen Berater Reagans und seinem jetzigen Justizminister, aufs engste zusammen: für eine Säuberung der Welt von sexuellen Bildern und Texten. Und hierzulande berufen sich die «Frauen gegen Pornographie» auf ebendiesen Report, ohne mit der Wimper zu zucken.[20] Daß die Pornographiedebatte in der Öffentlichkeit ein so breites Interesse findet und sogar Aids zeitweise als erstes Sexualthema verdrängt, hat vermutlich etwas mit Aids zu tun. Sexualität, Ausschweifung, ist wieder mit Krankheit und Tod verbunden, und diese Bedrohung wird übertragen auf sexuelle Normverletzungen, die Gefährlichkeit dieser Verletzungen überscharf gesehen.

Auch wenn sexuelle Freizügigkeit den hochindustriellen Gesellschaften konform ist, so ist die Situation heute widersprüchlicher als noch vor wenigen Jahren. Ich stimme Martin Dannekker zu, «daß der Prozeß der Liberalisierung ... erst einmal zum Stillstand gekommen ist»[21] und daß eine Zurückdrängung «sexualliberaler Grundsätze» zu befürchten ist.

In ihrem Song «Dreams of sexual perfection» erinnern uns die Fugs – eine Rock-Gruppe, die durch politische und satirische Texte auffällt – an das Lebensgefühl der Studenten und Schüler, die vor gut 20 Jahren die Speerspitze der sexuellen Liberalisierung waren: «Liebesdreiecke, Liebesvierecke, ein Wasserbett für fünf/die Luft ist voller Unschuld, sie macht dich lebendig/paradiesisch, es sieht aus wie Paradies/es fühlt sich an wie Paradies, es schmeckt nach Paradies.»[22]

Sie beschreiben Aufbruch, Befreiung, Verheißung. Diese Generation glaubte, Mauern einzureißen; doch heute wissen wir, daß sie nur offene Türen einrannte. Die Studenten erspürten die Widersprüche zwischen Erfordernissen und Verkrustungen der hochindustriellen westlichen Gesellschaften und fegten erstarrte Verbote beiseite; sie besorgten ein Stück überfälliger Modernisierung. Ihre Hoffnung, daß sich mit den Veränderungen der sexuellen Verhältnisse auch die Gesellschaft grundsätzlich verändere, zerstoben schnell. Das System vereinnahmte die von ihnen initiierten Veränderungen zügig.

Die Sexualität hat zunehmend eine *kompensatorische Funktion* bekommen, und sie dient im privaten wie gesellschaftlichen Ausmaß zunehmend zur Beschwichtigung ganz anderer Bedürfnisse und Ansprüche. Die Sexualität soll Ehe und Beziehung zusammenhalten, die kaum noch eine andere Funktion haben, als Emotionen zwischen den Partnern herzustellen; Sexualität soll Selbstverwirklichung ermöglichen und Selbstwert geben in einer Gesellschaft, die es zunehmend schwerer macht, sich etwas wert zu fühlen; Sexualität soll die Ohnmacht vergessen lassen und die Kälte in einer bürokratisch abgeriegelten, automatisierten und betonzugemauerten Welt; Sexualität soll uns die Zeit stehlen mit Selbstbeschäftigung und Beziehungskiste, die wir widerständiger nutzen könnten. Es sah eben nur so aus wie das Paradies. Sexualität wird überfrachtet mit Aufgaben, die sie nicht erfüllen kann. Die Sehnsüchte, die Männer und Frauen haben, und ihre Wut lösen sich eben nicht auf in den «Dreams of sexual perfection».

Alle Unzufriedenheit also, politisch, gesellschaftlich, persönlich, soll ins Private abgelenkt, im sexuellen und Beziehungsbereich kompensiert werden. Die sexuelle Liberalisierung der letzten 25 Jahre hat ermöglicht, daß dies massenhaft geschehen ist. Das ist die politische Bedeutung der sexuellen Liberalisierung und ihre repressive Seite. Um aber keine Mißverständnisse aufkommen zu lassen: Die repressive Seite der sexuellen Liberalisierung kritisch zu reflektieren, wie ich es versuchte, vermag man nur dann, wenn man zugleich weiß, daß sie uns auch von anachronistischen Fesseln befreit hat – und bei sexual-restaurativen «Wenden» mit Zähnen und Klauen verteidigt werden muß.

Läßt sich Sexualität wieder von den kompensatorischen Funktionen befreien, die sie zu ersticken drohen? Sicher ist, daß Sexualität nur zu sich kommen kann, wo sie als Ressource nicht ausgeplündert wird; wo keiner von der gesellschaftlichen Produktion ausgeschlossen ist; wo Arbeit und deren Ergebnisse durchschaubar sind; wo Veränderungen in der gesellschaftlichen Umwelt möglich sind und der Einsatz dafür sich lohnt; wo die Lebenszusammenhänge durchsichtig bleiben; wo das soziale und affektive Umfeld nicht auf den Partner oder die Kleinfamilie zusammenschrumpft. Der Alltag bestimmt die Sexualität – nicht umgekehrt, wie man uns weismachen will, wenn man uns erklärt, daß unser Gefühlsleben unseren Alltag, unser Wohlbefinden bei Arbeit und Freizeit bestimme, Gefühle eben fast alles seien. Diese Erkenntnis, «Der Alltag bestimmt die Sexualität», ist der Schlüssel jeder Soziologie der Sexualität; sie könnte auch das Leitmotiv für den Versuch sein, unsere scheinbar psychomorphe Welt wieder vom Kopf auf die Füße zu stellen – zumindest und zuerst einmal in unserem Bewußtsein.

Die neuen Probleme
oder
Von Liebe und Alleinsein

In den 60er Jahren begannen Sexualforscher und Psychotherapeuten, sich intensiv um die Behandlung sexueller Störungen zu kümmern. Nicht um die Perversionen, die früher Hauptziel ihres Interesses gewesen waren, sondern um die – sozusagen – Allerweltsstörungen wie Impotenz, zu schnellen oder zu langsamen Samenerguß, Orgasmusstörungen der Frau, sexuelle Lustlosigkeit. Parallel dazu erarbeiteten andere Spezialisten – Psychoanalytiker, Kommunikationsforscher – therapeutische Konzepte zur Behandlung von Beziehungskonflikten, ehelichen Spannungen, chronischen Mißverständnissen. Sexualtherapien und Paartherapien erblühten geradezu. Therapiekonzepte und -angebote wurden fieberhaft entwickelt, modifiziert, evaluiert, optimiert: Therapien für das Paar und für Paargruppen, aber auch für alleinstehende Männer und Frauen, damit Hindernisse auf dem Weg zur Paarbildung, z. B. sexuelle Hemmungen, endlich beseitigt würden. Legionen von Psychologen, Ärzten, Sozialarbeitern, Eheberatern, Laien wurden zu Paar- und sogenannten Sexualtherapeuten fortgebildet. Die sexuelle und Beziehungsversorgung der Bevölkerung – psychotherapeutisch, versteht sich – oder genauer: bestimmter Teile der Bevölkerung verbesserte sich rapide. Zugleich suchten immer mehr Menschen professionelle Hilfe in Sexual- und Partnerfragen, sicher nicht *nur*, weil sie ihnen so eindringlich und gelegentlich auch aufdringlich angeboten wurde.

Waren die Menschen massenhaft impotent und frigide, beziehungsunfähig und unverträglich geworden? Es gibt keine Anzeichen dafür. Der therapeutische Raptus und der Bedarf nach therapeutischer Hilfe, der dahintersteckt, sind ein Symptom für eine allgemeine, alle Männer und Frauen betreffende Tendenz, ob sie nun erkennbare sexuelle und Partnerprobleme haben oder nicht: *Ehen, Partnerschaften, Liebesbeziehungen sind heute sehr viel abhängiger von Emotionen und Sexualität, als sie es jemals waren*; sexuelle Störungen oder Probleme, oder auch ein ganz harmloses Desinteresse an der gemeinsamen Sexualität – selbst in ehrenvoll ergrauten Ehen – bedrohen Beziehungen heute sehr viel stärker, stellen sie viel mehr in Frage als früher.

Auch die Hamburger Abteilung für Sexualforschung führte vor einigen Jahren eine größere Untersuchung zur Paartherapie sexueller Störungen durch.[1] Und ich will auch keinen Zweifel daran lassen: Es ist notwendig, Menschen mit sexuellen Störungen (oder mit quälenden Partnerkonflikten) zu helfen. Hinter diesen Problemen steckt oft ein Leidensdruck, der über das Vermissen von Befriedigung hinausgeht: Angst vor dem Ungeliebtsein, vor dem Verlassenwerden und der Einsamkeit; eine tiefe Verunsicherung des Selbstwertgefühls, Sich-gedemütigt-Fühlen in seiner Männlichkeit oder ihrer Weiblichkeit.

Aber hierum geht es in diesem Kapitel nicht, sondern: Partnerschaften sind störbarer, verletzbarer geworden durch sexuelle und emotionale Probleme. Darin steckt auch etwas Aufklärerisches: Frauen und Männer sind sich der Bedeutung ihrer Sexualität bewußter, sie nehmen sexuelles Leiden, sexuelle Verödung nicht mehr einfach so hin. Wenn wir aber nur diesen Aspekt, den fortschrittlichen, betrachten, dann verlieren wir aus dem Auge, in welcher Art und Weise, in welche Richtung Sexualität, Beziehung und Liebe im Moment gesellschaftlich bewegt werden; und wir feiern als bewußten Akt, als bewußte Handlung, was zum Teil nur blinde Reaktion auf veränderte Verhältnisse ist.

Ich habe weiter oben den Funktionsverlust von Ehe und Familie im Zuge der Industrialisierung beschrieben. Durch die Fabrikarbeit, durch die Trennung von Wohn- und Arbeitsplatz war die Familie keine Produktionseinheit mehr, keine Institution, die die gemeinsame Produktion der Familienmitglieder organisierte. Die emotionalen Beziehungen – Liebe zwischen Mann und Frau, zwischen Eltern und Kindern, Häuslichkeit – wurden dadurch immer bedeutender für den Zusammenhalt von Ehe und Familie, kompensierten die verlorengegangene Produktionsfunktion. Zunächst aber blieben die Familie und die Zweierbeziehung im *Reproduktionsbereich*, das heißt für die Versorgung der Grundbedürfnisse, Kinderaufzucht, Erholung, kurz, für die konkrete Lebensbewältigung, unentbehrlich. Noch die Väter- oder Großvätergeneration war in der Befriedigung lebenswichtiger Bedürfnisse auf die Ehefrau sehr viel stärker angewiesen als die Männer heute: geheizte Räume im Winter, warme, saubere, in Ordnung gehaltene Kleidung, Zubereitung der Nahrung, Krankenpflege, Aufzucht der Kinder, Herstellung einer erholsamen häuslichen Atmosphäre. Dies alles verlangte von den Ehefrauen viele Kenntnisse und damals, vor zwanzig und mehr Jahren, vor allem einen großen Zeitaufwand und viel Anstrengung, auch körperliche. Der Mann sorgte finanziell für die Frau durch seine Arbeit, das war ihre Abhängigkeit; und da Geldbesitz Macht ist, war ihre Abhängigkeit stärker und deutlicher.

Aber sie waren unabdingbar und wechselseitig angewiesen aufeinander im *Versorgungsbereich*, und diese Angewiesenheit war ein wichtiger, konkreter Inhalt ihrer Ehe – neben emotionalen Bindungen. Die heutige Generation junger Männer und Frauen wird in diesem Maß nie angewiesen sein auf einen Partner, und das schafft Unabhängigkeit; aber es hat auch fundamentale Auswirkungen auf ihre Beziehungen und ihre Sexualität. Denn heute ist die Zweierbeziehung durch gesellschaftlichen Wohlstand, öffentliche Dienstleistungen und so triviale Dinge wie Wohn- und Küchentechnik auch zunehmend entlastet von gemeinsamen materialen und existentiellen reproduktiven Aufgaben, zumindest in der Mittelschicht. Nach dem Funktionsverlust im Produktionsbereich vor hundert bis zweihundert Jahren haben Familie und Zweierbeziehung in den letzten Jahrzehnten, vor allem nach dem Zweiten Weltkrieg, auch ihre Funktion für den Reproduktionsbereich weitgehend eingebüßt. (Die Entlastung der Ehe von der Reproduktion im engeren Sinne, der Fortpflanzung also, steht möglicherweise unmittelbar bevor, an den medizinischen und technologischen Voraussetzungen wird fieberhaft gearbeitet.)

Parallel zu dem zweiten Schub des familiären Funktionsverlustes wächst die Bedeutung, die der Sexualität für die Ehe zugeschrieben wird. Zwar gibt es schon im 19. Jahrhundert, wie Peter Gay[2] belegt, vereinzelt prosexuelle Stimmen, aber sie bleiben ohne Widerhall und Durchsetzungskraft. Erst die bürgerliche Sexualreformbewegung der 20er Jahre postuliert die Sexualisierung der Ehe mit Nachdruck und stößt im Bürgertum auf große Resonanz – aber auch noch auf große Empörung. Ihr wichtigster Sprecher ist der niederländische Arzt und Aufklärer Teodor van de Velde[3]. Er fordert die *Erotisierung der Ehe* als Voraussetzung für ihre Haltbarkeit und für die Harmonie des Paares. Es geht van de Velde nicht einfach um den sexuellen «outlet», es geht ihm um die «ideale Vergattung», um eine hohe Qualität des gemeinsamen Produktes «Sexualität». Nicht weniger als Leidenschaft, lebenslang, fordert er von den Eheleuten. Und er erteilt, unermüdlich und tausendseitenfach, Ratschläge für die mühselige, sauer verdiente Ausbildung und Aufrechterhaltung ehelicher Leidenschaften, fürwahr eine Sisyphusarbeit.

Aufregende und befriedigende Sexualität werden damit zum Kristallisationspunkt des Eheverständnisses. Diese Auffassung verändert schlagartig die Konzeption der weiblichen Sexualität: Für die Frau gilt nun das sexuelle Erleben, die sexuelle Erfüllung als genauso wichtig wie für den Mann. Es ist ein eindrucksvoller Bruch mit dem viktorianischen Bild weiblicher Sexualität in einem geschichtlich überaus kurzen Zeitraum; allerdings kein vollständiger Bruch. Der Mann nämlich sollte Erwecker und Führer der weiblichen Sexualität sein, er soll ihre Sexualität kontrollieren, ohne auf ihre Leidenschaften zu verzichten. Van de Velde warnt die Männer immer wieder davor, ihre Frauen durch eine zu große Häufigkeit des Geschlechtsverkehrs zu verwöhnen, da – ganz unverblümt behauptet er das – die Frauen dadurch unersättlich werden und die Potenz und Leistungsfähigkeit des Mannes überfordern. Die Angst vor der phantasierten Allgewalt weiblicher Natur kommt hier aufs allerschönste zum Ausdruck. Sie muß von Männern in «vernünftigen» Schranken gehalten werden – eine Vorstellung, die heute noch weit verbreitet ist, wenn die meisten Männer, bewußt oder unbewußt, sich eine Frau wünschen, die leidenschaftlich und potent ist, aber immer etwas weniger als sie selbst.

Durch den Nationalsozialismus wurde die mit der bürgerlichen Sexualreform eingeleitete Entwicklung unterbrochen. Sie wurde allerdings nur teilweise zurückgedreht. I. H. Schultz, der Begründer des «Autogenen Trainings», hat das wohl am weitesten verbreitete Aufklärungsbuch für Ehepaare im «Dritten Reich» verfaßt und als offizielle Publikation des linientreuen «Deutschen Instituts für Psychologische Forschung und Psychotherapie» herausbringen lassen.[4] In diesem offiziösen Aufklärungsbuch wird zwar nicht mehr so offen über sexuelle Praktiken geredet, wie van de Velde das tat, und die Sexualität wird ganz vorrangig bevölkerungspolitischen Zielen unterstellt («Ziel und Sinn des menschlichen Liebeslebens ist die Erreichung der kinderreichen Einzelehe»[5] – dieses Motto wird gebetsmühlenartig wiederholt); aber die «Lebendigkeit des Liebeslebens in der Ehe» gilt ausdrücklich als erwünscht und der Volksgesundheit dienlich.

Die Fortsetzung der bürgerlichen Sexualreformbewegung kommt erst in den letzten 25 Jahren mit dem Prozeß der sexuellen Liberalisierung in Gang. Sexualität wird nun, heute, aufgefaßt als eine besonders wichtige Grundlage von Liebesbeziehungen, seien sie, und das ist neu, ehelich oder *nicht*. Band die Sexualreformbewegung der 20er Jahre die Erotik noch an die Ehe, so setzt die sexuelle Liberalisierung der späten 60er und der 70er Jahre die Sexualität von der Institution Ehe frei – keineswegs aber von Liebe und Zweierbeziehung. Van de Veldes Credo von Erotik und Leidenschaft als Grundlage der Ehe gilt nun für die Paarbeziehung schlechthin. Wir Zeitgenossen sind moderne, von der Ehe entpflichtete Anhänger van de Veldes. Auch die Freisetzung der Sexualität von der Ehe ist, worauf Herrad Schenk aufmerksam gemacht hat, eine zwangsläufige, langfristige Folge der so streng eheorientierten bürgerlichen Kleinfamilie des 19. Jahrhunderts: «Die nichteheliche Lebensgemeinschaft ist nichts anderes als eine weitere Etappe in dem sich bereits seit Jahrhunderten vollziehenden Individualisierungsprozeß, also eine notwendige Konsequenz der Liebesehe.»[6]

Noch einmal: Ehe und Partnerschaft sind materiale Grundlagen heute weitgehend entzogen. Für das gemeinsame Überleben sind sie heute entbehrlich, wenn nicht überflüssig. Sie sind immer mehr auf andere, wenig verläßliche, besonders störbare und flüchtige Befriedigungsmöglichkeiten angewiesen: auf emotionale, also Geborgenheit, Liebe, Intimität, und immer stärker auf Sexualität. Deshalb sind Paarbeziehungen heute vom Abflauen intensiven Gefühlserlebens dem Erkalten der Erotik besonders bedroht. Es sind also nicht Sittenverfall, Leichtlebigkeit, Egoismus, aber auch nicht nur Emanzipationsstreben der Menschen, die das Paar in die gegenwärtige schwierige Lage brachten, sondern tiefgreifende Veränderungen der Lebensumstände. Sowenig die «Krise der Ehe», wie es oft heißt, ideologisch entstanden ist, sowenig ist sie ideologisch zu wenden, z. B. durch konservative Familienpolitik. Diese Politik propagiert ein Familien-Mausoleum, in dem gespenstergleich längst überkommene, abgestorbene Lebensformen, die kein Fundament mehr haben, konserviert werden sollen.

Hinzu kommt eine andere Entwicklungslinie. Ich habe im letzten Kapitel davon gesprochen, daß die Sexualität zunehmend kompensatorischen Charakter erhalten hat, daß sie für alles mögliche herhalten muß. Herhalten muß sie vor allem auch für Selbstwert und Selbsterleben, sie hat zunehmend *narzißtische Funktionen.* (Unter Narzißmus verstehe ich hier nicht Eitelkeit, Selbstdarstellungssucht, die eher narzißtische Störungen sind, sondern das grundlegende Bedürfnis, sich etwas wert, sich gebraucht zu fühlen.)

Natürlich hatten selbstwertgebende Anteile von jeher ihre Bedeutung für die Sexualität: Beziehung als Bestätigung, daß man der Liebe wert ist, als Bestätigung von Männlichkeit/Weiblichkeit, Sexualität als Spüren der Lebendigkeit usw. Aber diese Funktion von Beziehung und Sexualität ist ausgewuchert, sie droht aus den Fugen zu geraten. Warum? Es ist heute viel schwieriger geworden, sich etwas wert zu fühlen, zu erfahren, daß man etwas Bedeutsames leistet, daß man wenigstens für einige andere Menschen oder für die Familie unentbehrlich ist, zu erleben, daß man irgend etwas verändern oder ausrichten kann in dieser bürokratisch verwalteten Welt, in der die Machtinteressen so festgezurrt zu sein scheinen. Arbeitslosigkeit, berufliche Perspektivlosigkeit z. B. bei Jugendlichen verschärfen dieses Grundgefühl noch einmal massiv. Die erlebte Bedeutungslosigkeit macht ohnmächtig und passiv, erzeugt Langeweile, innere Leere und das Gefühl von Unlebendigkeit. Andy Warhol hat dieses Lebensgefühl auf eine drastische Formel gebracht: «In den Spiegel zu sehen und zu fürchten, dort nichts zu sehen, niemand.»[7]

Ein solches Vakuum saugt Erlebnisse an, in denen man sich und die eigene Wichtigkeit zumindest kurzfristig spürt. Sekten und Süchte spielen hier eine Rolle, ebenso der Psychoboom mit den vielfältigen Warenangeboten zur Emotionsabfüllung – von Gruppendynamik und Encounter bis zur großen psychoanalytischen Kur von Leuten, die sie eigentlich gar nicht brauchen, die sie buchen wie eine besonders aufregende und natürlich besonders teure Reise. Gesucht wird der aufregende Augenblick, das aufregende Erlebnis, das vom trüben Warten ablenkt, und gesucht wird Sinn in der allgemeinen Sinnlosigkeit, die uns zu umgeben scheint. Besonders wichtige *Erlebniswaren* sind Sexualität und Liebe geworden. Dies bestimmt die heutigen Erscheinungsformen von Beziehung und Beziehungsproblemen.

Einige dieser Formen will ich kurz skizzieren anhand von alltäglichen Beobachtungen. Da ist zunächst die Hoffnung, die illusionäre Hoffnung, Paarbeziehungen ließen sich auf Dauer mit intensiver Sexualität, wie sie etwa in Phasen der Verliebtheit erlebt wird, vereinbaren. Das kann nicht sein, da Nähe, die sich ergibt aus dem Zusammen-Wohnen, aus dem Zusammen-Schlafen, aus dem Zusammen-Essen, aus dem Zusammen-Freizeit-Machen, eventuell noch aus dem Zusammen-Kinder-Aufziehen, nicht auch noch die Nähe oder Symbiose im Sexuellen aushält, sondern bestenfalls die Distanz einer vielleicht gerade noch liebevoll befriedigenden Sexualität. Mehr läßt sich nicht ertragen, es sei denn, Trennendes macht intensives sexuelles Erleben und das sporadische Gefühl der Verliebtheit wieder spürbar: eine lange örtliche Trennung, ein gehöriger Streit oder überhaupt die Stilisierung der aggressiven Spannungen eines Paares zum Aphrodisiakum, wie es bei den Perversionen zu beobachten ist (vgl. S. 107f). In festen Beziehungen sind intensive sexuelle Erlebnisse nur möglich, wenn sie Ferne schaffen oder gerade geschaffene Ferne wieder überwinden; nicht aber in der alltäglichen Harmonie, selbst wenn sie stimmt und keine Selbsttäuschung ist. Die alltägliche Sexualität in festen Beziehungen, ihre Trivialisierung ist übrigens nicht einfach Abstumpfung, Langeweile, Gleichgültigkeit, sondern ein durchaus notwendiger und sinnvoller Schutz der eigenen Autonomie, der eigenen Identität vor «Selbstauflösung», ein wichtiges Ventil in der Nähe-Distanz-Bilanz. Außerdem setzt sie den Menschen frei für nicht-private Aktivitäten.

Eine solche «intakte», aber im Vergleich zum Anfangsrausch etwas langweilig gewordene Sexualität beunruhigt und verängstigt viel stärker als früher, wie ich zu zeigen versuchte. Die *Trivialisierung der Sexualität* wird zur Bedrohung der Partnerschaft, deren wichtigster Halt eben oft nur noch Emotionen sind. Beide sind enttäuscht und voll heimlicher Wut, daß das Gefühl der Lebendigkeit gedämpft, das Begehren und Begehrtwerden, die Aufregung in der Nähe des anderen, die Freude zusammenzusein sich abschwächen. Beide glauben, daß der andere ihre Erlebnismöglichkeiten stiehlt.

Die Beunruhigungen durch die alltäglich gewordene Sexualität und Liebe setzen eine Reihe von sehr unterschiedlichen Maßnahmen oder Reaktionen in Gang, die oft unter dem Stichwort «freie Sexualität» ideologisch verbrämt werden. Am einfachsten: Raffinement und Technik sollen die alte Einzigartigkeit zurückholen. Ein Beispiel dafür sind die fröhlichen Technikbücher, z. B. «Joy of Sex» von Alex Comfort, millionenfach verkauft in allen westlichen Industriestaaten, das genußvolle Akrobatik empfiehlt, viele hundert sogenannte sexuelle Menüs zusammenstellt mit Vorspeise, Hauptgericht und Nachspeise. Ein anderes Beispiel sind die professionellen «Marital Enrichment»- und «Sexual Enhancement»-Programme für

Paare, die mehr oder alles aus ihrer Sexualität «herausholen» wollen, auffrischende Kuren zur Belebung alltäglich gewordener Partnerschaften. Aber Comforts Menükarte sexueller Genüsse und «sexuelle Bereicherung» sind heute, kaum 10 Jahre alt, schon geradezu urtümlich: Modernere Zeitgenossen setzen eher auf Mystik und Esoterik, auch im Sexuellen, z. B. auf Tantra oder Schacra-Arbeit, und hoffen auf das Zusammenfließen ihrer sexuellen und spirituellen Energien zum «kosmischen Orgasmus»; oft, nachdem Körperarbeit und Bioenergetik es auch nicht so recht gebracht haben.

Die Addition von Affären ist ein anderer geläufiger und inzwischen konventioneller Weg, die Erlebnislücke zu schließen. Nebenbeziehungen, die die feste Partnerschaft «natürlich nicht gefährden» sollen, und die «natürlich notwendig» sind, da ja «ein Partner nicht alle Bedürfnisse» befriedigen kann, sind die Tünche, die verblaßte romantische Vorstellungen aufhellen soll. In einer Glosse schildert der Schriftsteller Peter O. Chotjewitz die heutigen Beziehungsverhältnisse des organisierten Fremdgehens so: «Seine Frau hat einen Liebhaber und fühlt sich von ihrem Mann übervorteilt, da dieser *kein* Verhältnis hat. Das schafft Schuldgefühle auf beiden Seiten.»[8]

Ein anderer Auffüllungsmechanismus ist das Bespiegeln der Partnerschaft durch pausenloses Reden über Wünsche, Probleme, Konflikte usw., als sei die Umwelt nur noch Innenwelt. Nun ist Kommunikation etwas Wünschenswertes; zum Selbstzweck geworden, führt sie jedoch zu einer hypochondrischen Einstellung zur Partnerschaft: Immer auf dem Sprung festzustellen, was gerade nicht stimmt. Beim Reden über Probleme kann dabei eine scheinbare Intimität hergestellt werden, der ein direkter Weg verbaut ist. Ob man dabei die Probleme löst, über die man spricht, verliert angesichts des emotionalen Gewinns des Gesprächs an Bedeutung – im Gegenteil, die Lösung ist unerwünscht, da sie das Gespräch beendet. Partnerschaft wird zum Thema von Partnerschaft, es wird über etwas geredet, anstatt etwas gemeinsam zu machen. Beziehung wird nur noch im Gerede – aus zweiter Hand – spürbar, man fühlt, was man *denkt*, was man fühlt.

Immer steht die Illusion Pate, daß Beziehung und Sexualität für alles herhalten können und müssen, was an Enttäuschung, Langeweile und Selbstzweifel da ist. Und damit sind Sexualität und Paarbeziehung hoffnungslos überfrachtet. Schlagen solche Bewältigungsversuche fehl, dann trennt man sich – vielleicht nachdem man sich vorher durch eine Eheschließung noch einmal versichern wollte, welches Wagnis man miteinander einzugehen bereit ist, welche Bedeutung die Beziehung hat, wie sehr man sich liebt, wenn man allen ideologischen Vorbehalten zum Trotz selbst vor dieser Institution nicht zurückscheut; oder bedenklicher, wenn man durch Kinder der Beziehung neue Aufgaben und neue Emotionen zuführen will. Wenn Kinder gezeugt werden, um der Beziehung neuen Halt und vor allem eine neue Gefühlswelt zu geben, wird die Trennung in der Regel nur hinausgeschoben. Es ist auffällig, wie viele (Mittelschichts-) Paare sich trennen, wenn die Kinder zwei oder drei Jahre alt sind, das heißt auch sie, die Kinder, zum Alltag geworden sind und sogar anfangen, den Alltag des Paares noch alltäglicher zu machen. Viele dieser Eltern trösten sich dann mit einem Satz aus einem amerikanischen Musical: «Ich glaube, wenigstens Babies lieben einen automatisch.»

Trennungen sind – nach einer kurzen Affektaufwallung, einer letzten – oft bestürzend umstandslos, ein Auseinandergehen, bevor man aufeinander zugeht. Trennung, sagt Philippe Ariès, ist kein Mittel mehr, «mit dem man einen Irrtum korrigiert; sie bezeichnet das Ende eines Gefühls, das weder andauern kann noch soll und das dem nächsten Erlebnis Platz machen muß».[9] Untreue und Trennung können, wie es der Psychoanalytiker Igor Caruso einmal etwas dramatisch, aber durchaus richtig gesagt hat, Wieder- und Neugeburt sein. Aber heute gleichen Trennungen oft einem magischen Erneuerungs*ritus*, und wieder einmal wird verharmlost mit Schlagworten wie «kreative Scheidung» oder «kreative Trennung».

Die Illusion, die zur Trennung führt, wird auf andere, die folgenden Beziehungen übertragen. Das Scheitern wird persönlich, nicht strukturell gesehen. Das schmerzt, weil man selber versagt hat – oder der Partner, aber es erhält die Hoffnung auf einen neuen Versuch. Man muß es nur oft genug ausprobieren, bis sich die falschen Ideale erfüllen – denkt man. Die neue Ideologie emotional und sexuell intensiver Beziehungen, die die Phase der Verliebtheit im Grunde nie überwinden, diese Vorstellung von der Dauerverliebtheit, am liebsten ohne Konflikte, ist Ausdruck einer Erlebnisgier, eines Zurückgeworfenseins auf Gefühle und Privates, die oft dazu führt, von einer Verliebtheit zur anderen nur noch zu hetzen. Es entstehen Beziehungsketten, die die Fugs so karikieren: «halbjährliche halbernste halbserielle halbsensuelle Monogamie»[10] – und sie veralbern damit zugleich die Bemühungen der Wissenschaftler, die neuen Verhältnisse wenigstens terminologisch einzufangen.

Männer und Frauen werden zunehmend unfähig, die Desillusionierung, das heißt die Realität zu ertragen, wenn das erhebende Gefühl des Verliebtseins sich abbaut. Sie kompensieren diese Unfähigkeit mit beklemmend zwanghaften Wechseln von Beziehungen, gar nicht aus Genußsucht, sondern aus der Frage danach, was eine Beziehung eigentlich ausmacht. Sexualität und das Anfangsstadium einer Beziehung sind oft die wenigen Momente, in denen man die Wichtigkeit der Beziehung unzweifelhaft und unwiderlegbar spürt und: daß man selber wichtig, unentbehrlich ist für jemand anderen. Sobald sich die Vergeblichkeit erweist, ist Depression da, tritt Langeweile auf, immer an dem Punkt, wo Verliebtheit in Liebe umschlagen könnte. Diese narzißtische Ausbeutung sexueller Beziehungen führt sich selbst ad absurdum. Die Vielzahl der Beziehungen macht deutlich, daß man selber und der Geliebte als Person gar nicht gemeint ist: Gemeint ist der *Zustand* der Verliebtheit, zu dessen Erreichung der neue Partner, wie man selber, benutzt wird. Die Illusion einer ganz neuen Emotionalität und Sexualität ist aber faszinierend genug, um über diesen Irrtum hinwegzutäuschen, zumindest eine Zeitlang. Eine progrediente, beinahe promiskuitive Bereitschaft zur Verliebtheit entsteht – denn schließlich ist die Verliebtheit auch ein Zustand, in dem man sich selber am liebsten mag.

Irgendwann führt die Kette der Enttäuschungen zu einer aggressiven, selbstdestruktiven Abkehr von Beziehungen, auch dies vereinnahmt von einer forsch vorgetragenen Ideologie, z. B. der Single-Bewegung vor einigen Jahren oder neuerdings der Abstinenz- oder «neuen Keuschheits»-Bewegung – no sex ist in manchen Kreisen «in». Individualität, «Unabhängigkeit», Alleinsein, das sentimentale, masochistische Genießen der Einsamkeit gibt kurzfristig ein neues Gefühl der eigenen Großartigkeit – «lonesome cowboy»-Romantik. Den düsteren Endzustand dieses Symptoms umreißt Fritz J. Raddatz[11] in einer Analyse der Liebe in der zeitgenössischen westdeutschen Literatur. Erotik und Sexualität sind da nur noch Alleinsein, Einsamkeit, Beziehungslosigkeit, Fremdheit; Menschen, die nichts miteinander zu tun haben, nur mit sich selbst: Sexualität zwischen Menschen als Autoerotik, als Zeichen des Zusammenbruchs emotionaler Verbundenheit; Geschlechtsverkehr als eine «umständliche» Variante der Onanie.

Diese Kälte widerlegt das illusorische Versprechen, daß Liberalisierung schon sexuelle Befreiung ist. Die *Enttäuschung* darüber entlädt sich zur Zeit in der Bereitschaft, eine Krankheit, Aids, zu benutzen, um Abschied von der «Libertinage» zu nehmen oder zu fordern; die *Wut* darüber entlädt sich in der

Bereitschaft, Aids zum Vorwand zu nehmen, den Haß gegen die Avantgarde der Liberalität, die Homosexuellen, wieder zuzulassen oder zu schüren; die *Überforderung* durch die Beziehungsmalaise läßt manchen darauf hoffen, daß Aids uns wieder disziplinierende Fesseln anlegt und Ordnung in unsrem Inneren schafft.

In dieser Situation – Sexualität und Gefühl müssen verlorengegangene handfeste Funktionen von Beziehungen ersetzen und Selbstwert- und Lebendigkeitslücken stopfen – treten die Paar- und Sexualtherapeuten auf den Plan: als Helfer und Bandagierer, um die Folgen gesellschaftlicher Veränderungen in Einzelfällen kurativ aufzufangen. Deutlich wird daran folgendes: Sie sind Helfer, und das ist für einzelne Patienten notwendig und hilfreich; aber außerdem – ob sie sich nun um Kollusion, Kommunikation, kollidierende Individualneurosen oder Sexualstörungen kümmern – sie sind immer auch Sozialagenten.

In dieses Dilemma verstricken sich die Therapeuten vollends, wenn sie nicht beim Therapieren bleiben, sondern – gewollt oder ungewollt – anfangen, Sozialgebote aufzustellen, das heißt, als Philosophen verkleidet, Beziehung und Sexualität schlechthin einen neuen Sinn und eine neue Richtung geben wollen. Nur einige Beispiele für diesen Drang nach Sinngebung: Die Zürcher Paartherapieschule um Jürg Willi hat neuerdings Koevolution als übergreifendes Ziel von Partnerschaft entdeckt.[12] Das ist «die Kunst gemeinsamen Wachsens in Partnerschaft». Jetzt wird Beziehung endlich wieder transzendiert, jetzt weiß man wieder, wozu sie gut ist: Jeder Partner ist herausgefordert, zu wachsen und zu reifen. In der wärmenden Geborgenheit und stimulierenden Kritik des Partners gedeiht der Mensch am besten. Braucht er noch etwas anderes? Willi nennt dies ein ökologisches Konzept der Selbstverwirklichung. Ein anderer Kollege, Frieder Wölpert, postuliert: «Je umfassender in einer Beziehung das Geflecht von Bedürfnissen, von Angst und Abwehr erkannt und erlebt wird, desto umfassender kann der Kontakt zwischen den Beziehungspartnern werden.»[13] Auf deutsch: Beziehungen richtig erleben kann man nur nach tiefenpsychologischer Behandlung oder Belehrung. Wie sehnt man sich, wenn man das liest, nach der alten Zeit, als man sich mit dem Partner um den Abwasch stritt, hausbacken und noch nicht bis an die Zähne mit Psychologie bewaffnet; was muß man dagegen heute alles können, kennen und wissen, von sich, von ihr oder ihm, um zurechtzukommen. Soll man sich, so muß man die Ehetherapeuten fragen, nur noch mit Partnerschaft beschäftigen? Propagieren diese Verkündigungen zur Selbstbeschäftigung zu zweit nicht einen *Partnerautismus*, der das Mittelschichtspendant zum Video- und Flipperautismus unterer Schichten ist? Es ist, als sollte die soziale Verarmung unserer Welt zum Programm erhoben werden.

Die «Sexualtherapeuten» stehen den Paartherapeuten im Normierungs- und Sinngebungsdrang nicht nach, vor allem die aus den USA. Sie haben ganze Listen der «richtigen» Sexualität zusammengestellt, ich habe das schon beschrieben (vgl. S. 15f). Eine Sexualität ohne Arg und Bosheit, von Ängsten und Konflikten gereinigt, störungslos funktionierend und befriedigungseffektiv wird verordnet, Oberflächenmassage. Doch kastrieren kann man auch mit Tiefsinn. Noch einmal Frieder Wölpert: «Orgasmus ist... die spontane Folge der Gesamtbefindlichkeit zweier Personen.» Die Befriedigungspotenz «hängt direkt damit zusammen, wieviel Nähe zugelassen werden kann.»[14] Also: phallisch-aggressive Anteile der Sexualität sind ab sofort als krank erkannt. Überhaupt ist auffällig, wie oft Psychotherapeuten, insbesondere Paartherapeuten, Sanftheit, Friedfertigkeit – Aggressionsverleugnung? – als Therapieziel anstreben, auch die Zürcher, die ein neues Leitbild vom sanften Umgang des Menschen mit seiner menschlichen Umwelt anstreben. Ist diese Propagierung von Sanftheit und Weichheit nicht letztlich die Aufforderung, in gesellschaftliche Verhältnisse nicht einzugreifen – schon gar nicht offensiv-aggressiv –, sondern sich zu begnügen mit dem psychoökologischen Umgang mit Partner und Nachbar? Die Anwendung des Begriffs «Ökologie» im Hinblick auf die psychische Innenwelt und die soziale Umwelt – wie es modisch wird – sollte uns nachdenklich stimmen. Ökologie bezeichnet ja eine besonders hochentwickelte Form des Stoffwechsels mit der Natur, ist eine besonders langsichtige Form der Naturaneignung, die sowohl komplexe Regulationsprozesse mitbedenkt als auch die Folgen des direkten Zugriffs auf die Natur. Sie ist Natur*beherrschung* auf hohem technischen und gesellschaftlichen Niveau. Psychoökologie in dieser Parallele steht dann für hochentwickelte, selbstregulierte Formen sozialer Kontrolle, die kaum noch als solche wahrzunehmen sind.

Günther Anders, der österreichische Philosoph, verwahrt sich gegen jede psychotherapeutische Sinngeberei: «Legionen von Therapeuten – nennen wir sie ‹Sinn-Racketeers› (Sinngaukler) – verkünden schamloserweise, dem Leben Sinn verleihen zu können.»[15] Schamlos nennt er sie und gaukelnd, weil sie Gesellschaftliches gesundbeten wollen. Der Versuchung der psychologischen Gesundbeterei erliegen Therapeuten auch, wenn sie in Zusammenhang mit Psychotherapie von Emanzipation sprechen. Emanzipation ist ein gesellschaftlicher und politischer Begriff. Psychotherapeutisch wird kein Mensch emanzipiert, weil Psychotherapie an seinen konkreten Lebensbedingungen nichts ändert, nichts an seiner objektiven Unterdrükkung, nichts an der Gesellschaftsstruktur, in der er lebt. Die Ungeniertheit, mit der neuerdings der politische Begriff «Emanzipation» für Psychotherapie vereinnahmt wird, ist Symptom einer psychomorphen Sicht[16] der Welt: Nur wenn Emotionales, Innerliches für den wesentlichen Teil der Realität gehalten wird, kann es zu einer solchen Begriffsverwirrung kommen. Weil Innerliches aber nicht identisch ist mit der Welt, ist den in diesem Kapitel beschriebenen «neuen Problemen» individuell, also psychotherapeutisch, nicht beizukommen – nicht nur wegen ihres massenhaften Auftretens. Glaubte man dies, dann verfiele man der von Volkmar Sigusch beschriebenen Fiktion, unsere «sexuellen und affektiven Regungen gehörten uns ganz persönlich».[17]

Sexuelle Entwicklung
oder
Wie sich die Lebensgeschichte in der Sexualität abbildet

Die bisherigen Kapitel handelten davon, wie wenig das Sexuelle «uns ganz persönlich» gehört, wie vergesellschaftet es ist, das heißt, wie weitgehend und unmerklich Gesellschaftliches in Privates eindringt. Dies ist eine etwas triste Betrachtungsweise; auch eine kränkende, weil Intimes quasi öffentlich wird, wir sehen, daß mit uns etwas geschieht, wo wir glauben, etwas zu machen. Die nächsten Kapitel bringen tröstlichere Botschaften: Bei aller gesellschaftlichen Formung und Uniformierung ist das Sexuelle immer *auch* individuell und einzigartig, gehören die sexuellen und affektiven Regungen immer *auch* «uns ganz persönlich».

Die Einzigartigkeit entsteht nicht aus einfacher Variation: der eine hat einen stärkeren Sexualtrieb als der andere; der eine ist gehemmter, der andere ungehemmter; der eine hat diese Vorliebe, der andere jene, usw. Die Einzigartigkeit der Sexualität resultiert aus einer Eigenart der Sexualität, die Sigmund Freud 1910 beinahe beiläufig so formulierte: Die *Sexualität gehört «zu den gefährlichsten Betätigungen des Individuums»*.[1] Freud dachte bei diesem Satz nicht an ansteckende Geschlechtskrankheiten; befürchtete auch nicht, wie noch viele seiner Zeitgenossen, daß sexuelle Betätigung zum Verfall körperlicher und geistiger Kräfte führe; er zielte mit seiner Aussage auch nicht in erster Linie darauf ab, daß auf dem Felde der Sexualität der Konflikt zwischen Individuum und Gesellschaft, Trieb und Kontrolle besonders heftig zum Ausbruch kommt. Freud dachte vor allem an die komplexe und risikoreiche sexuelle Entwicklung jedes Individuums. Davon handelt dieses Kapitel.

Auf die Frage, was denn die Sexualität eines Menschen besonders beeinflussen kann oder was die eigene Sexualität denn vermutlich besonders beeinflußt hat, wenn man an Kindheit und Jugend denkt, würde ich vermutlich Antworten wie die folgenden bekommen: «Ich bin nie aufgeklärt worden, habe weder als Kind etwas über die Herkunft der Babies noch als Jugendlicher etwas über Verhütungsmittel erfahren»; «Ich bin als Kind beim Onanieren oder Doktorspielen erwischt und dafür verprügelt, ausgeschimpft, sonstwie bestraft worden»; «Als Jugendliche(r) mußte ich immer früh zu Hause sein, sonst gab es Krach»; und von Frauen noch: «Meine Mutter hat gesagt, Sexualität sei lästig, sie mache es nur für den Mann, für sie sei das entbehrlich.» Solche Erfahrungen haben alle etwas mit Sexualität im engeren Sinne zu tun. Sexualität wird bestraft, Kontakt zum anderen Geschlecht reglementiert, die Sexualität in Heimlichkeit und Dunkel gehüllt. Solche Erlebnisse haben sicherlich einen Einfluß auf die sexuelle Entwicklung. Aber der Einfluß dieser, wenn man so will, direkten sexuellen oder antisexuellen Erziehung ist doch relativ gering im Vergleich zu anderen, sehr viel fundamentaleren Einflüssen. Die Bedeutung der direkten Sexualerziehung für die Sexualität wird deshalb so betont und in ihren förderlichen oder schädlichen Auswirkungen so überschätzt, weil ein falsches Bild von Sexualität weit verbreitet ist: Sie gilt als ein von der Persönlichkeit eines Menschen weitgehend isoliertes Verlangen oder Trieb, das, ließe man es mit Verboten unbehelligt, sich naturwüchsig entfaltete. Ungehemmt und unverklemmt würde sich die sexuelle Natur durchsetzen als eine Seite des Menschen, die mit seinem Charakter, seiner Persönlichkeit nicht sehr viel zu tun hat.

Einem solchen naiven Verständnis ist ein Bild entgegenzustellen, demzufolge die persönlichen sexuellen Vorlieben, Neigungen, Abneigungen und Verhaltensweisen eines Menschen, seine Erlebnisweisen, Phantasien, seine Partnerwahl zentral damit zusammenhängen, wer er ist und wie er ist. Denn: Sexualität ist ein *Bedürfnis*, und in ihr schlägt sich die individuelle Geschichte mit Bedürfnissen, die gesamte Bedürfniserfahrung eines Menschen von früh an nieder. Sexualität vollzieht sich – real oder in der Phantasie – in *Beziehungen* zu anderen Menschen, und in ihr schlägt sich die individuelle Beziehungsgeschichte eines Menschen nieder, seine Erfahrungen mit Beziehungen von früh an. Sexualität machen wir als Mann oder Frau, als Geschlechtswesen, und in ihr schlägt sich die individuelle Geschichte als Mann oder Frau nieder, die Erfahrung eines Menschen mit seiner *Männlichkeit* oder *Weiblichkeit.* Diese drei zentralen Erfahrungsbereiche – Bedürfnisgeschichte, Beziehungsgeschichte, Geschlechtsgeschichte – bestimmen die sexuelle *und* die Persönlichkeitsentwicklung eines Menschen, sie prägen seine Sexualität *und* seinen Charakter.[2]

Ich will versuchen, diese abstrakten Thesen griffig zu machen anhand von Beispielen, die die überaus komplexen Zusammenhänge zwar unzulässig verkürzen und versimpeln, aber die die Denkrichtung klarer werden lassen.[3]

In der Kindheit werden in der Konfrontation sinnlicher *Bedürfnisse* mit der Umwelt Erlebnisweisen entwickelt, die auch das spätere Sexualleben beeinflussen. Ein Kind, ein Säugling, dessen Verlangen nach sofortiger Stillung des Hungers, nach Saugen, Hautkontakt, Wärme, Versorgtwerden stetig und zuverlässig befriedigt wird, entwickelt ein Grundgefühl des Zutrauens, daß es bekommt, was es braucht. Ein anderes Kind, das starke Versagungen in dieser Phase der Entwicklung – der oralen Phase, wie die Psychoanalytiker sagen – erlebt, unregelmäßig, unzuverlässig, zu spät oder eine zu geringe Befriedigung seiner für ihn zentralen Bedürfnisse erfährt, wird dagegen ein Grundgefühl des Zu-kurz-gekommen-Seins entwickeln, die Angst, immer wieder unbefriedigt zu bleiben, Versagungen zu erleben, nicht auf seine Kosten zu kommen. Was kann das für die Sexualität bedeuten? Beide Kinder erleben im Laufe ihres Lebens vieles, was diese ersten Erfahrungen mit den Bedürfnissen korrigieren, ergänzen oder bestätigen kann. Man kann also nicht einfach schließen, das eine Kind werde diese, das andere jene sexuellen Eigenarten oder Probleme entwickeln. Aber nach dem vereinfachenden Ansatz, von dem ich der Klarheit halber jetzt einmal ausgehe, wird sich das erste Kind auch dem Bedürfnis Sexualität zuversichtlich stellen, als Jugendliche(r) oder Erwachsene(r) wissen, daß er/sie bekommt, was er/sie braucht; aus dieser Haltung lassen sich auch Frustrationen verkraften. Beim zweiten Kind lösen später auch sexuelle Wünsche Angst vor den «unausweichlichen» Enttäuschungen aus, vor dem Unbefriedigtbleiben. Um sich davor zu schützen, verzichtet er oder sie lieber auf sexuelle Lust: Er oder sie weicht unbewußt oder unwillkürlich der Sexualität aus, hält sich Beziehungen vom Leibe oder erstickt die eigenen sexuellen Wünsche, macht sie unspürbar und tötet damit einen Teil der eigenen Lebendigkeit ab. Sexuelle Lustlosigkeit nennt man letzteres, oder – mit medizinischem Blick – «Libidoschwäche». Das aber ist es nicht; denn es handelt sich nicht um geringe «Triebstärke» oder um schwaches Verlangen, sondern um einen besonders selbstschützenden Umgang mit den sexuellen Wünschen, die als gefährlich erlebt werden, eben zu «gefährlicher Betätigung» drängen.

Die Eltern eines dritten Kindes – um noch eine moderne Erziehungshaltung anzusprechen – können nicht ertragen, daß es auch nur minimal frustriert wird – aus Angst, sie könnten die Liebe des Kindes verlieren. Sie verweisen das Kind bei kleinstem Ungemach, gleich woher es kommt, auf die Möglichkeit irgendeiner Triebbefriedigung, z. B. auf orale: dadurch, daß sie immer einen Schnuller zur Hand haben oder die kleine Plastikflasche mit dem Sauger, einen Babyflachmann sozusagen, aus dem das Kind ein paar Schlucke nehmen soll gegen Kummer ganz anderer Art als Durst. Sie legen dem Kind nahe, bei kleinsten Störungen des seelischen Gleichgewichts oder Wohlbefindens zu einer Lustmöglichkeit seines Körpers zu greifen, die gar nicht zur Debatte steht. Und sie bereiten das Kind damit auf eine gesellschaftliche Tendenz vor, die ich in den letzten Kapiteln diskutiert habe: Die Tendenz, Sexualität zur Kompensation ganz anderer Unlustquellen und Enttäuschungen zu nutzen.

In der analen Phase – um ein letztes Beispiel für die Bedeutung der Bedürfnisgeschichte zu geben – will das Kind mit seinen Ausscheidungsfunktionen und den neu erworbenen Fähigkeiten zur Kontrolle dieser Funktionen möglichst viel Lust dadurch gewinnen, daß es selbst bestimmt, wie lange es zurückhält, wann es losläßt, wieviel Spannung es aushält und wann es die Spannung löst. Er spielt lustvoll und autonom mit der Spannung zwischen Körperbeherrschung und Sich-überwältigen-Lassen von körperlichen Reaktionen. Kollidiert dieses Luststreben mit rigorosen Kontrollen der Eltern, z. B. wenn diese ein starres Reinlichkeitstraining durchsetzen, dann wird die Polarität Körperbeherrschung – Fähigkeit, sich überwältigen zu lassen von seinen Körperreaktionen einseitig zugunsten der Körperbeherrschung entschieden. Eine Hemmung des sexuellen Genießens kann daraus resultieren und eine Einschränkung der Fähigkeit, die Körperreaktionen sexuelle Erregung und Orgasmus über sich kommen zu lassen, sich überwältigen zu lassen von den unwillkürlichen psychophysischen Reaktionen, die den Orgasmus ausmachen. Die Angst davor, die Kontrolle über den Körper zu verlieren, mag die Sexualität behindern, das Orgasmuserleben abschwächen oder orgasmusunfähig machen.

Die Beispiele demonstrieren, wie frühe, sehr fundamentale Erfahrungen mit den eigenen Bedürfnissen den Umgang mit dem Bedürfnis Sexualität beeinflussen können. Entsprechend beeinflussen die frühen Beziehungserfahrungen – das Verhältnis zu den ersten Bezugspersonen Vater, Mutter, auch Geschwistern – die Möglichkeiten eines Menschen, sexuelle Beziehungen einzugehen ohne irrationale Ängste vor dem Verlassenwerden, vor zu großer Abhängigkeit, sondern mit Vertrauen und Hingabefähigkeit. Eine sehr klammernde, besitzergreifende Beziehung der Mutter zum Kind, die es sozusagen nicht aus den Klauen läßt, abhängig oder klein hält, kann beispielsweise dazu führen, Liebesbeziehungen später mit starken Ängsten zu verbinden – mit der Angst vor Selbstaufgabe, Hilflosigkeit, Ausgeliefertsein, «Aufgefressenwerden», sich nicht abgrenzen zu können. Beziehungen werden dann wie eine Falle erlebt, aus der man nicht mehr herauskommt, wenn man erst einmal in sie hineinfällt. Dies kann dazu führen, daß man sich von Liebesbeziehungen fernhält, also vielleicht nur kurzfristige Beziehungen eingeht oder sich sexuell nur mit Personen einläßt, an die man sich nicht binden kann, weil sie fremd sind und einen nicht wirklich anziehen; oder daß, als Sicherheitsanker, das sexuelle Interesse sehr schnell erlischt und man die Partner oft wechselt; oder daß man durch Tapsigkeit oder Kumpelhaftigkeit im Umgang mit dem anderen Geschlecht erotischen Beziehungen vorbeugt; oder daß man sich mit einer sexuellen Störung aus der Affäre zieht, wenn eine Beziehung zu eng zu werden droht – oder, eine verbreitete Abwehr bei Männern, daß man Frauen entschärft (und sie erst dann «scharf» finden kann), indem man sie versachlicht, fetischisiert, auf Busen, Beine, Hintern, auf Maße und Formen reduziert, auf eine glatte Oberfläche, und sich so ihrer gefährlichen Ausstrahlung und Emotionalität entzieht.

Eine frühe traumatische Trennung von der engsten Bezugsperson, die in der Regel die Mutter ist, z. B. durch einen langen Krankenhausaufenthalt des Kindes in einem Alter, in dem die Beziehung zur Mutter noch sehr eng und symbiotisch ist, kann zu einer großen Sehnsucht nach symbiotischer Beziehung führen, zum Wunsch, tief mit dem Partner zu verschmelzen. Die Angst vor der Heftigkeit und Kindlichkeit dieser Wünsche und die Angst vor dem alten Trauma, plötzlich verlassen zu werden, führen zu schwer erträglichen Ambivalenzen, heftigen Wechseln zwischen Haß und Liebe und heftigen Wechseln zwischen Klammern und Weglaufen. Aus den frühen Beziehungen resultiert überhaupt unsere Unsicherheit oder Sicherheit im Zuwendungsbereich. Verunsicherungen im Zuwendungsbereich machen es schwer, Intimität und Nähe zu geben und zu nehmen und sich zu trauen, sich einzulassen, da jede engere Beziehung die alten enttäuschenden Erfahrungen zu wiederholen droht.

Ich gehe noch kurz auf den dritten Bereich ein, die Geschlechtsidentität. Wie sicher ist man, ein richtiger Junge, ein richtiges Mädchen, später ein richtiger Mann, eine richtige Frau zu sein? Diese Sicherheit ist übrigens nicht an die Übernahme der traditionellen Rollenvorstellungen gebunden. Eine Frau oder ein Mann, die die traditionellen Geschlechtsrollen weitgehend ablehnen – sie arbeitet lieber als Fernfahrerin denn im Haus, er versorgt lieber Kinder und Haushalt, als daß er in der Fabrik arbeitet –, können eine sichere Geschlechtsidentität haben, das heißt, sich als Frau beziehungsweise Mann sicher fühlen; sie vertreten nur andere Formen von Weiblichkeit beziehungsweise Männlichkeit. Wichtige Voraussetzungen einer ungestörten Geschlechtsidentität sind: ein gleichgeschlechtlicher Elternteil (oder eine gleichgeschlechtliche Bezugsperson), zu dem das Kind eine enge emotionale Beziehung hat und mit der es sich identifizieren kann; *und* ein gegengeschlechtlicher Elternteil (oder eine gegengeschlechtliche Bezugsperson), der das Kind als Junge oder Mädchen, also in seiner Geschlechtszugehörigkeit, akzeptiert und ihm ermöglicht, seine Geschlechtsidentität in der Auseinandersetzung mit dem anderen Geschlecht bestätigend zu erfahren.

Männer und Frauen mit einer unsicheren Geschlechtsidentität – und partiell unsicher, brüchig ist sie für uns alle – sind auch in ihrer Sexualität verunsichert. Sie haben eine tiefgreifende Angst, kein richtiger Mann, keine richtige Frau zu sein, fühlen sich wenig liebens- und begehrenswert, sexuell inkompetent und befürchten, sexuell zu versagen. Solche *Männer* vermeiden oft Zärtlichkeit und Hingabe, weil sie beides als schwach, passiv, weibisch erleben; oder sie überkompensieren ihre verunsicherte Geschlechtsidentität durch eine rücksichtslose, chauvihafte, genitalbetonte Sexualität oder auch durch das Zurschaustellen nie versiegender Potenz durch ständige Eroberungen, oder durch pausenloses sexuelles Bedrängen der Partnerin. *Frauen* mit einer verunsicherten Geschlechtsidentität haben oft Schwierigkeiten mit der Selbstannahme des Körpers, gerade auch der Genitalregion. Sie können die Vagina phantasieren als eine Wunde, etwas Verletztes, Häßliches und Abstoßendes; und da Sexualität mit den Genitalien gemacht wird oder *auch* mit den Genitalien, kann eine solche Abscheu ihre Sexualität einschränken, da sie dadurch mit dem vermeintlichen Manko konfrontiert werden. Von den Verunsicherungen in der Geschlechtsidentität zu unterscheiden ist die Wut von Frauen über die sozialen Vorteile der Männer in unserer Gesellschaft. Auch dadurch werden heterosexuelle Beziehungen oft problematisch. Koitus und Orgasmus werden dann als Anerkennung männlicher Potenz angesehen, Sexualität vermieden, da sie nur als Zielscheibe männlicher Dominanz und Aggression erlebt wird, als Vollzugsort weiblicher Unterwerfung. Eine solche Verweigerung und Abkehr ist keine sexuelle

Störung, sondern eine durchaus adäquate Reaktion auf die Sexualität vieler Männer, die das ja auch so meinen: Sexualität als Vehikel männlicher Dominanz und Großartigkeit.

All dies sind Beispiele dafür, wie man sich die Zusammenhänge zwischen frühen Erfahrungen und späterer Sexualität vorstellen kann. Wichtig ist mir, folgendes zu zeigen: Die Mutter, die ihr Kind ohrfeigt, das genußvoll-lüstern an seinem Geschlechtsteil spielt, vermittelt dem Kind zweifellos ein Stück negativer sexueller Erfahrung und beeinflußt seine sexuelle Entwicklung. Aber dieser Vorgang, diese sichtbare Sexualerziehung, ist für die spätere Sexualität des Kindes sehr viel weniger bedeutsam als die Stabilität und Zuverlässigkeit der Beziehung zu seinen Eltern; das Zulassen von Sinnlichkeit in dieser Beziehung; die Erfahrung, daß die eigenen Wünsche die Autonomie nicht zerstören; die Zuverlässigkeit, mit der es auf die Befriedigung seiner Bedürfnisse vertrauen kann (und diese Sicherheit gibt es nur, wenn man ihm auch zumutbare Enttäuschungen bereitet); die Sicherheit, die man dem Kind gibt, als Junge bzw. Mädchen gemocht zu werden; die Möglichkeit, die es hat, affektive und konstruktive Beziehungen mit Gleichaltrigen, z. B. Geschwistern, zu erleben, usw. usf. Bei meinen Überlegungen zur Sozialgeschichte der Sexualität habe ich über das Sexuelle im eigentlichen Sinne wenig, über Arbeit, Familien- und Affektstruktur aber sehr viel gesprochen. Im Hinblick auf die eigene sexuelle Geschichte gilt etwas ganz Ähnliches: Auch sie vollzieht sich weitgehend im nichtsexuellen Bereich durch Erlebnisse und Erfahrungen, die im eigentlichen oder engeren Sinne nicht sexuell sind.

Die sexuelle Entwicklung steckt voller Risiken und Gefahren, weil die Bereiche, um die es dabei geht – Bedürfnisse, Beziehungen, Geschlechtsidentität –, riskant sind. Einige Risiken habe ich in den obigen Beispielen genannt. Keiner entgeht diesen Risiken, und jeder trägt seine Wunden und Narben davon. Sexualität konfrontiert unausweichlich mit diesen Narben. *Das* macht sie zu einer der «gefährlichsten Betätigungen des Individuums». Und deshalb ist Sexualität, wie Eberhard Schorsch sagt, immer beides zugleich: «Wunscherfüllung (und) Angstabwehr und -bewältigung»[4]. Die Tatsache aber, daß Sexualität mit «Angst verschwistert ist»[5] und deshalb auch mit Enttäuschung, Wut und Zwiespalt, wird kollektiv verleugnet in den gängigen Idealbildern, die im Sexuellen *nur* reine Lust in reiner Friedfertigkeit, Harmonie, Wärme und Geborgenheit *oder* ein harmloses flottes Vergnügen zu erkennen geben oder zuzulassen vermögen – als gäbe es nichts als Zärtlichkeit und Spaß.

Wie die kollektiven Formen des sexuellen Erlebens und Verhaltens durch gesellschaftliche Bedingungen entstehen, so entsteht sexuelle Eigenart hier: in dem ganz persönlichen Trieb-, Beziehungs- und Geschlechtsschicksal. Deshalb haben Menschen unterschiedliche Vorlieben und Abneigungen für bestimmte Partner, unterschiedliche Vorlieben für bestimmte Praktiken, unterschiedliche sexuelle Phantasien und Tagträume; deshalb erleben sie unterschiedliche Situationen als sexuell besonders aufregend oder erotisch; deshalb tendieren einige Menschen zu häufigem Partnerwechsel, während sich andere entlastet der Forderung nach lebenslanger Monogamie anpassen; und deshalb erleben einige Menschen die Sexualität als Geborgenheit und Nähe, andere mehr als Kampf und Auseinandersetzung. Ob homosexuell oder heterosexuell, «normal» oder pervers, gestört oder ungestört, es gilt folgende Aussage: In der Sexualität sind die Trieb- und Beziehungsgeschichte und die Geschichte der Geschlechtsidentität eines Menschen verschlüsselt, unsere Sexualität ist das verdichtete Abbild dieser Erfahrungen. «Insofern», sagt Michael Lukas Moeller, «ist Liebe Geschichte, bevor sie beginnt».[6]

Damit aber ist die Sexualität ein Kern der Persönlichkeit, weil sich quer durch sie hindurch so zentrale Erfahrungen ziehen, wie ich sie beschrieben habe, weil sie am Schnittpunkt dieser Erfahrungen liegt. Das Ausblenden der Sexualität aus der akademischen Psychologie kommt deshalb schon fast einem wissenschaftlichen Desinteresse am Menschen gleich, ebenso wie das Starren auf die Sexualität als einem isolierten Phänomen, zu dem die Sexualwissenschaft oft tendiert. Die Ausnahme bildet die Psychoanalyse, für die die sexuelle Frage integral ist – vor allem integral *war* – und die *auch* deshalb zum theoretisch umfassendsten Ansatz der Psychologie des Menschen wurde.

Sexuelle Störungen
oder
Vom Sinn der Symptome

In einer französischen Science-fiction-Kurzgeschichte «La femme modelée» von Luc Vigan[1] spielt sich folgendes ab: Ein junger Mann, Axel, ist unsterblich verliebt in Cyntia, eine über alles schöne Frau. Cyntia erwidert die Liebe nicht, wehrt ihn ab, was seine Leidenschaft unermeßlich steigert. In seiner Verzweiflung wendet er sich an einen berühmten Künstler und Kybernetiker mit der Bitte, ihm ein Ebenbild Cyntias zu schaffen. Der Künstler zögert, da das heimliche Kopieren von Menschen – ohne Einwilligung des «Originals» – verboten ist. Eine hohe Summe aber läßt ihn die Skrupel vergessen. Er bildet eine perfekte Cyntia nach, die so aussieht, so spricht, solche Gesten hat wie Cyntia, so lächelt wie sie, sich so anfühlt wie sie. Cyntia 2, wie sie genannt wird, ist so programmiert, daß sie anscheinend Axels sehnsüchtigem Wunsch entspricht: Sie liebt ihn abgöttisch. Sie weiß nichts von ihrer Herkunft, hält sich für einen richtigen Menschen.

Cyntia 2 ist vollkommen. Doch die Idylle dauert nicht lange. Cyntia 2 sieht Axel immerzu verliebt aus dunklen Augen an, schmiegt sich an ihn voller Verlangen, haucht Liebesschwüre, ist sexuell immer bereit, verführt ihn jederzeit leidenschaftlich oder versucht es. Ihr fehlt jede Zurückhaltung, jede Distanz, sie ist nur Liebe und Gefügigkeit, kurz so, wie er sich die eigentliche Cyntia immer wünschte. Doch Axel wird zunehmend verstimmt, geht Cyntia 2 aus dem Weg, verliert erst seine Leidenschaft, dann seine Lust; ihm wird die Sexualität mit ihr zuviel, langweilig, lästig. Das Paar hat einen sexuellen Konflikt, Axel ein sexuelles Problem. Die Geschichte verschweigt dezent, ob er auch eine sexuelle Störung entwickelt, z. B. impotent wird; man könnte es sich vorstellen.

Er hatte alles, was er wollte, sein Traum war scheinbar erfüllt, und nun dies. Was ist geschehen? Die einfachste Erklärung – und sie ist noch weit verbreitet unter Laien und Ärzten: Axel ist plötzlich krank geworden, körperlich krank. Eine Behandlung mit Hormonen, antidepressiven Medikamenten, harntreibenden Mitteln, Vitaminen, durchblutungsfördernde Pillen stünde an und ist heute durchaus noch üblich. Axel ist klug genug – vielleicht, weil er hundert oder zweihundert Jahre später lebt als wir –, sich nicht mit solchen Ausflüchten herauszureden, die einem das Nachdenken über das eigentliche Problem ersparen. Er merkt: Ihm geht die Gefügigkeit auf die Nerven, die zerfließende Liebe, die ständige Zuwendung; ihm fehlt jenes Sich-Zurückziehen und Zurückweisen, jene Widerborstigkeit und Kühle, die zu überwinden all seine Leidenschaft für die echte Cyntia entfacht hatte. Cyntia 2 mochte noch so ein perfektes Abbild sein, die *Paardynamik*, das, was zwischen beiden ablief, war eine völlig andere. Axel begriff, daß hier etwas geändert werden mußte. Er ging deshalb nicht zum Arzt, sondern zu dem Künstlerkybernetiker und beauftragte ihn mit dem Einbau von Erschwernissen und Hemmungen. Cyntia 2 sollte schamhafter, zögernder, abweisender, renitenter werden. Eine ultramoderne Beziehungstherapie verlangte er.

Ich könnte die Geschichte hier verlassen, erzähle sie aber noch zu Ende. Sie entwickelt sich voller Turbulenz, als Axel feststellt, daß der Künstler von der Schönheit seines Modells betört und gebannt heimlich eine Cyntia für sich selbst gebaut hat. Und da Cyntia so unwiderstehlich scheint, hat er sie für ein Warenhaus in Serie gehen lassen. Voller Wut, daß sein Traumbild in unendlicher Vielzahl produziert wird und doch eine Fata

Morgana bleibt, erschlägt Axel alle Cyntias, denen er begegnet, zuerst seine Cyntia 2, dann die richtige, dann die anderen. Ein bewegendes Drama geht zu Ende.

Doch zurück zum Sexualproblem des Helden. Die Paardynamik also hatte sich dramatisch verändert und damit auch die Sexualität. Widerstand, Distanzierung, Abgrenzen der echten Cyntia hatten ihn gereizt und waren ein Ingredienz der erotischen Beziehung zu ihr. Statt dessen fand er nun pausenlose Liebesbereitschaft. Es mögen weitere Dinge hinzukommen, z. B. Haß auf das Duplikat, das verspricht, Cyntia zu sein, und es dennoch nicht ist – durchaus vergleichbar mit der Wut und Enttäuschung, die sich einstellen, wenn ein Partner im Stadium der Verliebtheit sehr idealisiert und die Idealisierung durch die Realität dann korrigiert wird.

Weiter ist die Frage zu stellen, warum er so heftig reagiert auf diese veränderte Dynamik. Man könnte antworten, das sei allgemein so: Alles, was man kriegt, wird weniger begehrenswert. Aber auch Reaktionen, die weit verbreitet sind, sind erklärungsbedürftig, und beim Helden der Geschichte scheint diese Tendenz, die Lust zu verlieren, wenn er alles hat oder kriegt, besonders ausgeprägt zu sein. Da Axel nicht weiter vorgestellt wird in der Geschichte, kann ich nur spekulieren, warum er so reagiert. Vielleicht brauchte er die Kühle Cyntias, zumindest gelegentlich auch Ablehnung oder Abweisung, weil er dann sicher ist, daß sie für Abgrenzung sorgt, für Distanz, und die Beziehung nicht zu einer verschlingenden Symbiose wird, in der keiner mehr weiß, wer er/sie ist; oder: Er braucht die Zurückweisung und Widerstände vielleicht deshalb, weil er glaubt, daß er eigentlich von niemandem angenommen wird, nicht begehrenswert ist, und die Überwindung des Widerstandes, die Eroberung ihm jedesmal zeigt, daß er doch anziehend ist. Wenn ihm Cyntia 2 diese Möglichkeit nimmt, weil sie auf Dauerlust programmiert ist, fehlt ihm diese Bestätigung; er wird depressiv, weil er seine geheimen Ängste nicht widerlegen kann. So könnte es gewesen sein, aber es ist eine Spekulation, da Axels Lebensgeschichte unbekannt ist.

Mir hat die Geschichte gefallen, da sie eine triviale, aber oft vergessene Einsicht befördert: Wenn man sexuelle Konflikte und Störungen – wie Impotenz, Orgasmusschwierigkeiten, vorzeitige oder ausbleibende Ejakulation, anhaltende Lustlosigkeit, schwere Abneigung gegen Sexualität usw. – verstehen will, dann muß man zwei Fragen stellen und zu beantworten versuchen[2]: Erstens, was bedeutet das Symptom im psychischen Haushalt des oder der Betroffenen, welche Funktion hat es für sein oder ihr innerseelisches Gleichgewicht? Zweitens, welche Rolle spielt die Partnerbeziehung für das sexuelle Symptom, und welche Bedeutung, welche Funktion hat das Symptom für die Beziehung?

Zunächst zur Frage nach der Funktion sexueller Symptome für das innere Gleichgewicht. Sexuelle Störungen sind sehr oft ein Schutzmechanismus gegen irrationale Ängste, die mit der Sexualität verbunden sind. Sexuelle Erregung, Betätigung, Orgasmus werden dann – im Regelfall unbewußt – als gefährlich oder der Sexualpartner bzw. die Beziehung als bedrohlich erlebt. Die Angst vor diesen Gefahren wird abgewehrt durch einen «Verzicht auf Funktion»[3], durch einen Verzicht auf Lust. Das Symptom, also z. B. die Impotenz, hat eine stabilisierende Wirkung, weil es die vermeintlichen Gefahren umgeht und so Angst mindert. Die mit sexuellen Hemmungen abgewehrten Ängste habe ich in dem Kapitel über die sexuelle Entwicklung aufgezeigt: Es sind vor allem Triebängste, die aus (frühen) Bedürfniserfahrungen resultieren, Beziehungsängste, die in (frühen) Beziehungserfahrungen gründen, und Ängste im Zusammenhang mit der Geschlechtsidentität, die aus (frühen) Geschlechtserfahrungen herrühren.

Diese angstabwehrende, stabilisierende Funktion sexueller Symptome will ich an einem fiktiven Beispiel verdeutlichen – nicht um Exotisches aus der Praxis des Psychotherapeuten zu erzählen, sondern als ein Lehrstück, an dem konkret verstehbar werden kann, was ich meine.

Ein Student, Ende 20, klagt über Potenzprobleme mit seiner Freundin, die er seit 12 Wochen kennt und in die er sehr verliebt ist. Trotz vieler Versuche habe er mit ihr noch nie schlafen können. Er habe so etwas bisher noch nie erlebt, habe in flüchtigen wie in einer langjährigen festen Beziehung nie Probleme gehabt. Er sei jetzt sehr erschreckt, fühle sich in Frage gestellt, fürchte, daß die Partnerschaft zerbreche, obwohl die Freundin, auch eine Studentin, sehr verständnisvoll sei. Er könne sich das alles nicht erklären, denke schon mal daran, daß die Impotenz vielleicht körperlich begründet sei. Das weitere Gespräch ergibt dann folgendes: Vor einem Jahr hatten er und seine damalige Freundin, mit der er fünf Jahre zusammengewesen ist, sich getrennt. Die Trennung kam wie aus heiterem Himmel. Sie hatte einen Geliebten; er verlangte, daß sie sich sofort für ihn oder den anderen entscheide; sie bat um Zeit für die Entscheidung, konnte im Moment weder ihn noch den anderen aufgeben. Da entschied *er* sich für die sofortige Trennung, er sei für klare Verhältnisse. Er hat sie seitdem nicht wiedergesehen, es sei eben vorbei; er habe auch nicht viel darüber nachgedacht und nicht viel Aufhebens gemacht. Danach hatte er mit vielen Frauen etwas angefangen, immer nur kurz, war in diesen Verhältnissen ausgesprochen ruppig und kaltschnäuzig, trollte sich, wenn er zum Ziel, zum sexuellen Ziel, gekommen war. Das ging so, bis er sich zu seinem eigenen Erstaunen und zunächst gegen seinen Willen in die jetzige Freundin verliebte.

Nach einigem Nachdenken im Gespräch konnte er sehen, daß er zum erstenmal das Gefühl hat, daß ihm an einer Beziehung genausoviel liegt wie der Partnerin, daß er genauso stark oder sogar stärker an einer Freundin hängt als diese an ihm. Seine frühere Partnerin habe er gemocht. Sie sei fünf Jahre jünger gewesen, habe ihn angehimmelt, habe sich an ihn angelehnt; sie habe ihn mehr gebraucht als er sie. Er fühlte sich in dieser Beziehung so sicher, daß er ihre geringer werdende Abhängigkeit von ihm, ihre wachsende Fähigkeit, eigene Wege zu gehen, gar nicht bemerkte. Es fällt auf, daß der Patient massive sexuelle Probleme in einer Beziehung bekommt, an der ihm besonders viel liegt, auf die *er* sich angewiesen fühlt. In *dieser* Beziehung wird er impotent, oder besser: In dieser Beziehung verweigert er unbewußt sexuelle Funktionen und Sexualität, er *macht*, daß es nicht geht, weil er Angst vor Abhängigkeit hat, vor dem Angewiesensein auf die Beziehung, vor seiner Verletzbarkeit in einer solchen Beziehung.

Warum reagiert er so? Der Patient berichtet weiter, daß sein Vater zur See fuhr als Steuermann, oft monatelang weg war, bis er zehn Jahre alt war. Die Mutter hatte in dieser Zeit fremde Männer bei sich, die er immer schrecklich fand und haßte, weil er sich «wie Luft» fühlte, wenn sie da waren, und weil er spürte, daß diese Beziehungen gegen den Vater gerichtet waren. Als der Vater den Beruf wechselte und wieder zu Hause lebte, gab die Mutter ihre Beziehungen nicht auf, es kam zu schrecklichen Szenen zu Hause. Als er zwölf Jahre alt war, wurden die Eltern geschieden. In ihm aber war ein tiefes Mißtrauen gegen Frauen und das Grundgefühl, daß man von Frauen, die einem wichtig sind, verraten und hintergangen werden kann. Hierin wurzelt offenbar seine Angst vor dem Sich-Einlassen, gerade eine ihm wichtige Beziehung bedroht ihn, da sie in seiner Phantasie unausweichlich mit Verletzungen verbunden ist.

In der ersten Beziehung suchte er eine Partnerin, die von ihm abhängig war, die von ihm viel mehr wollte als er von ihr, zumindest eine Zeitlang. In dieser Partnerschaft wurden seine Beziehungsängste deshalb nicht mobilisiert, er hatte einen

Kompromiß gefunden, mit dem er gut leben konnte: Er lebte mit einer Frau in einer sexuellen Beziehung zusammen und war durch das Überlegenheitsgefühl zugleich sicher vor seinen Ängsten. Allerdings war die Beziehung – das ist die andere Seite – für ihn auch relativ distanziert. Das unerwartete Scheitern dieser scheinbar sicheren Beziehung aktualisierte seine alten Ängste, machte ihn noch unsicherer mit Beziehungen. Sein Entsetzen über die Trennung war so groß, daß er es sofort verdrängte, nicht einmal Trauer oder Wut verspürte, scheinbar umstandslos ging, sich selber aktiv aus der Beziehung löste, bevor seine Freundin den Beschluß zur Trennung fassen konnte. Bei der neuen, gleichaltrigen Freundin, an die er sehr viel mehr Wünsche hat, wird die sexuelle *Störung* zum Rettungsanker, sie ist der Ausweg, die neue Kompromißformel.

Sexuelle Störungen sind quälend und belastend einerseits; aber sie haben andererseits im *psychischen Haushalt* des einzelnen einen Funktion, einen Sinn. Diese Funktion ist höchst individuell, in jedem Einzelfall nur aus der Biographie zu verstehen. Beispielhaft ist die Fallgeschichte nur insofern, als sie zeigt, in welcher Weise über sexuelle Probleme nachzudenken ist. Die Bedeutung von Symptomen zu verstehen, ist ein wichtiges Ziel der Beratung und Behandlung sexueller Störungen. Sexuelle Störungen haben, wie gesagt, auch eine Bedeutung, eine Funktion für die *Partnerbeziehung*. Um beim Beispiel zu bleiben: Die Angst des Studenten vor zu enger Bindung erzeugt auch Wut auf seine Freundin, die ihn so anzieht. Indem er diese Angst mit Impotenz abwehrt, braucht er auch die Wut nicht zu spüren, sondern erlebt seine Verliebtheit scheinbar konfliktfrei. Das sexuelle Symptom ist auch ein Tribut an die Beziehung, die Beziehung wird überhaupt erst machbar durch das Symptom, paradoxerweise: Es macht ihm möglich, auf die Freundin zuzugehen. Die Funktionen sexueller Störungen für die Partnerschaft sind vielfältig. Ich möchte einige kurz beschreiben, einige Mechanismen, die häufig zu beobachten sind.

Der «ungestörte», symptomfreie Partner kann ein Interesse an der Störung des anderen haben, seine eigenen Probleme an jenen *delegieren*. Er braucht die Störung des anderen beispielsweise, um seine eigenen Probleme zu kaschieren, seine Angst vor Hingabe, vor zu enger Bindung, seine eigenen sexuellen Schwierigkeiten. Eine Frau, deren Mann Erektionsprobleme hat oder eine vorzeitige Ejakulation, findet z. B. eine plausible Erklärung für ihre Orgasmusschwierigkeiten und ihre Lustlosigkeit, sie tritt ihr Problem sozusagen an den Partner ab und erspart sich die beunruhigende Konfrontation mit den eigenen Sexualängsten. Das – unbewußte – Interesse eines Mannes an dem Problem seiner Freundin kann daraus resultieren, daß eine sexuell zurückhaltende und unsichere Frau seine Potenz nicht in Frage stellt, daß sie nie verlangen wird, was er nicht kann. Ihr sexuelles Problem dient der Beschwichtigung seiner Potenzängste, ihre Fessel wird zu seiner vermeintlichen Freiheit. Ihre sexuelle Ablehnung steigert zudem womöglich sein sexuelles Verlangen: Er denkt ständig an das, was ihm verweigert wird, und fühlt sich dadurch – wieder paradoxerweise – als besonders leidenschaftlich und potent.

Die sexuelle Störung kann ein stillschweigendes, unbewußtes *Arrangement* zwischen Partnern sein, das beiden und ihrer Beziehung nützt. Männer vaginistischer Frauen (Frauen mit einem Scheidenkrampf, der den Geschlechtsverkehr unmöglich macht) sind manchmal besonders friedlich, sanft, zartfühlend, bis zur Selbstaufgabe rücksichtsvoll, sexuell unerfahren. Diese Frauen und ihre Männer wählen sich offenbar unbewußt, weil sie mit dieser Partnerwahl ihre mit der Sexualität verbundenen Ängste, insbesondere ihre Ängste vor der «penetrativen» Sexualität, abwehren können. Es kommt zu einem regelrechten Komplott zur Umgehung des Geschlechtsverkehrs. Da jeder Partner dem anderen seine Angst abnimmt, fühlen sich beide in ihrem sexuellen Problem beieinander aufgehoben, und es entsteht oft ein stabiler und durchaus befriedigender Status quo, der nicht selten über Jahre hinweg eine harmonisch, auch sexuell aktive und befriedigende (Geschlechtsverkehr ausgenommen) Partnerschaft ermöglicht. Ein ähnliches Arrangement, dort aber nicht notwendig mit einem manifesten Symptom verbunden, sondern mit einem beiderseitig geringen Interesse an der Sexualität, findet man in der Beziehung von Partnern, die sich – ebenfalls aus unbewußten Sexualkonflikten – eher ein Geschwister als einen Liebhaber oder eine Geliebte suchen; Partner, mit denen sie eine eher vertraute, familiäre Beziehung haben, in der die Sexualität stillschweigend von Anfang an eine ganz untergeordnete Rolle spielt. Die Partnerdynamik beginnt mit der Partnerwahl, und auch diese hat eine Wunsch- und Abwehrseite. Dominiert die Abwehr, wird, wie nach einem geheimen Plan, ein Partner gesucht, der nicht zu viele sexuelle Wünsche weckt.

Die sexuelle Störung kann *gegen den Partner gewendet* werden, untergründig Feindseligkeiten ausdrücken. Sexuelle Störungen sind eben auch ein Vorenthalten von Lust, ein Ausdruck, nicht lieben oder geliebt werden zu wollen, das Verwehren der sexuellen Selbstbestätigung des Partners oder der Partnerin, die Verunsicherung seiner oder ihrer Gewißheit, begehrenswert zu sein, eine Verletzung und Kränkung. Machtausübung oder sich Macht auch nur zu widersetzen ist eine verwandte Funktion sexueller Störungen. Bei der ungleichen Machtverteilung zwischen den Geschlechtern sind sexuelle Schwierigkeiten oft eine der wenigen Möglichkeiten für die Frau, sich gegen den Mann zu behaupten, eine der wenigen und besonders treffsicheren Möglichkeiten, sich zu widersetzen. Sexuelle Wünsche würden das Gefühl ihrer Machtlosigkeit nur noch verstärken, kämen der Aufgabe der letzten Bastion von

Autonomie gleich. Da Männer in ihrer Sexualität so kränkbar sind, ist diese Waffe im Geschlechterkampf besonders wirkungsvoll. Es kommt oft zur Eskalation: Die Zurückhaltung der Frau provoziert nur die Wünsche des Mannes nach Zuwendung, Sexualität und Durchsetzung. Er gerät mehr und mehr in die sexuelle Offensive, stellt Forderungen, startet Initiativen, wendet Gewalt an; die Frau reagiert verstärkt mit Rückzug, Ablehnung, Flucht. Sexualität versinkt immer stärker im Machtkampf, beide sind voller Hilflosigkeit, Wut, Kränkung, die Frau auch voller sexuellem Widerwillen. Machtanspruch und Feindseligkeit werden übrigens nicht nur durch sexuelle Probleme und Verweigerung, sondern, vor allem von Männern, auch durch sexuelle Aktivität und Potenz ausgedrückt, durch sexuelle Forderungen, die jeder Zärtlichkeit entbehren und deren Hauptziel Durchsetzung und Unterwerfung ist.

Sexuelle Störungen, Sexualität überhaupt, können ein Ventil im *Umgang mit Zwiespälten* sein. Jede Partnerschaft mobilisiert Beziehungskonflikte eines Menschen. Jeder muß in seiner Partnerbeziehung mit Ambivalenzen umgehen: Wieviel Nähe kann man ertragen ohne Angst, sich zu sehr einzulassen, zu angewiesen, zu verletzbar, verschlungen zu werden? Braucht man soviel Distanz, daß man sich verlassen, einsam oder durch Trennung bedroht fühlt? Wieviel eigene Schwäche kann man zulassen, ohne zu befürchten, ausgeliefert und schutzlos zu sein, zerstört zu werden? Braucht man soviel Stärke, Überlegenheit, daß die Beziehung nicht mehr gleichwertig sein, der Partner nicht mehr geachtet werden kann? Wieviel Abhängigkeit kann man zulassen, ohne seine Autonomie zu verlieren, sich hilflos, gefesselt, unselbständig zu fühlen? Braucht man soviel Autonomie, daß es schwer wird, sich mit dem anderen verbunden, vertraut, zusammengehörig zu erleben? Nähe und Distanz, Stärke und Schwäche, Abhängigkeit und Autonomie

– in all diesen Beziehungskonflikten ist die Sexualität ein wichtiges Regulativ für den Ausgleich der zwiespältigen Strebungen, für das Gleichgewicht in der Partnerschaft. Ich erinnere an das Beispiel des Studenten, dessen sexuelles Symptom Distanz und Unabhängigkeit sichern sollte, weil die Beziehung viele Wünsche bei ihm weckte und als bedrohlich vereinnahmend erlebt wurde.

Ein solches regulierendes Einsetzen der Sexualität im Beziehungsgleichgewicht ist übrigens ganz alltäglich. So kann Geschlechtsverkehr bedrohliche Ferne abbauen und Nähe herstellen, wenn zuviel Distanz zum anderen erlebt wird, z. B. bei einem Paar, das nach einem heftigen Streit miteinander schläft und sich damit unausgesprochen versichert, daß die Kluft überbrückbar ist, daß sie sie beide überbrücken wollen. Veränderungen der äußeren Situation der Partner, die das Partnergleichgewicht verändern, führen oft zu sexuellen Krisen, aus denen sexuelle Störungen resultieren können: nach dem Zusammenziehen eines Paares, also nach dem Herstellen von mehr räumlicher Nähe; nach der Heirat oder dem Entschluß zu heiraten, also nach dem Herstellen von mehr Verbindlichkeit und weniger Fluchtmöglichkeit; nach der Geburt eines Kindes, wenn sich die Partner, vor allem die Frau, noch stärker an den anderen gebunden fühlen – oder weil eine andere wichtige emotionale Beziehung hinzukommt; oder wenn sich eine Frau aus dem Berufsleben zurückzieht, um sich als Hausfrau ganz der Familie zu widmen, sich ihre sozialen und emotionalen Kontakte weitgehend auf das Haus beschränken und sie keine andere Möglichkeit hat, als sich sexuell zu distanzieren.

Beim «Liebemachen wehren wir die Liebe ab»[4] – nicht nur durch sexuelle Störungen, sondern viel allgemeiner durch Dämpfung von Lust, Hingabe und Heftigkeit, durch ritualisierte und routinierte Sexualität. Aber sexuelle Konflikte können die Sexualität nicht nur hemmen und abblocken; sie können auch eine aphrodisierende Wirkung haben. Von diesen erotisierenden Formen der Abwehr handelt das nächste Kapitel.

Perversionen
oder
Wie normal das Perverse und pervers das Normale ist

Oft werde ich gefragt, irritiert und kritisch, warum ich an dem gefühlsgeladenen, moralisierenden Begriff «Perversion» festhalte und nicht einen anderen, anscheinend weniger diffamatorischen gebrauche wie «sexuelle Abweichung», «sexuelle Variation» oder «sexuelle Deviation». Der Einwand ist richtig. Das Wort «pervers» wird gebraucht, um Menschen auszugrenzen und zu verunglimpfen, um eine saubere Trennungslinie zwischen Gut und Böse zu ziehen. Ein glücklicher Terminus ist das gewiß nicht. Aber er ist ehrlicher, plastischer und treffender als die desinfizierenden, verharmlosenden Begriffe der zeitgenössischen Soziologie.

In David Lynchs Film «Blue Velvet» spielt Dennis Hopper den Minushelden Frank. Frank terrorisiert die Stadt, ist korrupt, gewalttätig, prügelt, vergewaltigt, mordet und kidnappt. Abends sitzt er in der Bar, hört dem sentimentalen Lied der Sängerin zu, zieht dabei ein Stück blauen Samt aus der Tasche, reibt es zwischen den Fingern wie ein kleines Kind – oder wie Linus von den «Peanuts» – sein Schmusetuch, und ihm laufen Tränen der Rührung über die Wangen, schleusenlos. Dann geht er zur Sängerin in die Wohnung, die ihn im Bademantel aus blauem Samt erwarten muß, inhaliert ein wenig «speed»; ist jäh verwandelt, beschimpft die Frau aufs übelste, vergewaltigt sie, schlägt sie zusammen und droht, daß sie ihr Kind, das er entführt hat, um sie gefügig zu machen, nie mehr wiedersehen werde. Eine horrende Geschichte, aber sie bringt auf die plakative Art, die diesem Comic-striphaften Film eigen ist, einen wichtigen Zug von Perversionen zur Sprache: eine Mischung aus kindlicher, rührduseliger Sehnsucht und unbändiger, tabusprengender, vernichtender Wut – und dazwischen als Bindeglied, nicht immer gleich erkennbar, Angst. Für diese brisante Mischung aus «Rotz und Blut», Sentimentalität und Gewalttätigkeit ist das Wort «sexuelle Deviation» sehr blaß und schwach, ein Wort, das lediglich auf eine Abweichung von einer Norm verweist, die Dynamik verleugnet und ein zentrales Kennzeichen perverser Sexualhandlungen unterschlägt: «Den Wunsch, weh zu tun, zu verletzen, Grausamkeit zuzufügen, zu degradieren, zu demütigen» [1] – einen anderen Menschen oder sich selbst.

Vorwissenschaftlich waren und sind die ungewöhnlichen Formen der Sexualität Sünde und Unzucht, moralische Verfehlungen. Im ersten Schritt machte die Wissenschaft – schon im letzten Jahrhundert – eine körperliche Krankheit daraus, eine angeborene degenerative Erkrankung des zentralen Nervensystems. Diese Krankheit konnte jeden befallen, man war schuldlos an ihr. Hilfe, nicht Verachtung stand den Betroffenen zu.

Anfang dieses Jahrhunderts insistierte dann Sigmund Freud [2] darauf, daß Perversionen ein seelisches Problem darstellen und daß die sonderbaren Vorlieben eine einseitige, radikale Betonung oder Hervorhebung von sexuellen Wünschen sind, die jeder Mensch hat und praktiziert, nur eingebaut in die «normale» Sexualität. Schließlich hat jeder Mensch Lust am Sich-Zeigen wie der Exhibitionist, Lust am Sehen wie der Voyeur, Lust an raffinierter Verhüllung wie der Fetischist, Lust, die weiche Haut eines Kindes zu spüren, wie der Pädophile, Lust an Unterwerfung und Überwältigung im sexuellen Akt wie der Sadomasochist. Was den perversen Menschen von dem mit einer «geordneten» Sexualität unterscheidet, ist die Ausschließlichkeit und Vorrangigkeit solcher Wünsche, die extreme Spezialisierung. Freud schlug vor, nur dann von Perversionen zu sprechen, wenn die ungewöhnliche Betätigung zur Vorliebe wird, also zur vorherrschenden Form der sexuellen Aktivität. Eine gelegentliche ungewöhnliche Handlung ist keine Perversion; das gelegentliche Beobachten von Liebespaaren macht noch keinen Voyeur, sowenig jemand ein Exhibitionist ist, dessen Erregung gesteigert wird, wenn er bei der Sexualität beobachtet wird. Mit der Freudschen Definition wurden unzählige sexuelle Akte, die vorher als pervers galten, in den Bereich der Normalpsychologie verschoben.

Hinter den Überlegungen Freuds steht ein theoretisches Konzept, das damals heftige Empörung auslöste: Die Menschen sind ihrer Anlage nach bei der Geburt polymorph pervers, ihre Sinnlichkeit, ihr Luststreben bedient sich in richtungsloser Gier aller erreichbaren, von ihren Sinnen zur Verfügung gestellten Möglichkeiten; unabhängig von Geschlecht und Alter werden andere Menschen, aber auch Sachen, Objekte dieses ungerichteten Begehrens. Erst die regelrechte Entwicklung schafft Ordnung in diesem Chaos. Die verschiedenen Möglichkeiten sinnlicher Lust nannte Freud die Partialtriebe, die sexuellen Teiltriebe. Bei den Perversionen übernimmt im Laufe der sexuellen Entwicklung nicht die genitale Sexualität die Vorherrschaft über die Partialtriebe, sondern einer der Partialtriebe übernimmt sozusagen die Macht. Die Ursachen hierfür liegen in der psychosexuellen Entwicklung des einzelnen. Aber auch bei ungestörter sexueller Entwicklung bleiben die Partialtriebe lebendig, nur dienen sie hier dem eigentlichen Ziel «reifer» Sexualität, dem Geschlechtsverkehr, als Anreiz und Vorbereitung, sie machen die Vorlust aus – Haut und Wärme zu spüren, riechen, sehen, zeigen, küssen usw. –, die zur Endlust des Geschlechtsverkehrs führt. Die Partialtriebe sind hier dem genitalen Primat untergeordnet.

Damit war gesagt: perverse Sexualität überbetont extrem einen in jedem Menschen vorhandenen Teiltrieb der Sexualität – damit war die Perversion der Normalität nähergerückt; und jeder Mensch hat in schwacher Form und hingeordnet auf die genitale Sexualität alle Perversionen in sich – damit war die Normalität den Perversionen nähergerückt.

Freuds Konzept bedeutete ein fast kopernikanisches Umdenken in der Perversionsfrage. Aber es blieben viele Fragen offen, zum Beispiel: Wenn sie nur ein Auswuchern eines Partialtriebes sind, woher beziehen dann viele Perversionen ihre außerordentliche Stärke und Dranghaftigkeit? Jedem, der sich mit den Perversionen beschäftigt, fällt die eigentümliche Intensität bis hin zu ekstatischen Zuständen auf, die perverse Handlungen oft haben. Freuds Annahmen konnten diese energetische Frage zunächst nicht beantworten. Dann weiter: Die wenigsten Perversionen lassen sich in die Schubladen legen, die ich bisher auch benutzt habe, wie Exhibitionismus, Fetischismus, Pädophilie usw. Die meisten Perversionen sind vielmehr hochkomplexe Rituale, in denen man eben nicht nur einen Partialtrieb erkennen kann, sondern ein ganzes Bedingungs- und Interaktionsgefüge, das hergestellt werden muß, damit Lust und Orgasmus erlebt werden können. Frank aus «Blue Velvet» muß sich durch ein bestimmtes Lied rühren lassen, dann nähert er sich der Frau, die einen blauen Samtmantel tragen muß, dann «snifft» er, dann wird er zum Berserker, schlägt und vergewaltigt: eine innerlich vorgeschriebene, festgezimmerte Handlungskette. Fast alle Perversionen sind solche ausgefalteten, hochindividuellen – keine gleicht der anderen – Rituale, egal, ob sie körperlich gewalttätig sind oder nicht (wie die meisten). Sie sind wie Inszenierungen nach einem inneren Drehbuch. Oft erinnern solche Handlungen an Träume oder Alpträume, die nicht geträumt, sondern gelebt, in die Tat umgesetzt dargestellt werden.

Die *Mächtigkeit* perverser Impulse und die *Bedeutung* solcher agierten Träume mußte man verstehen, wollte man den Perversionen näherkommen. Möglich wurde das, als psychoanalytische Forscher, vor allem Robert J. Stoller und Fritz Morgenthaler[3], die Dramaturgie der Perversionen begriffen, zu sehen lernten, daß in perversen Handlungen ein Grundkonflikt des Betroffenen inszeniert, verschlüsselt dargestellt und scheinbar gelöst wird. Wir wissen zuwenig von Frank, um sein Verhalten deuten zu können. Immerhin fällt auf: er versetzt sich in eine Stadium intensiver kindlicher Wünsche und Abhängigkeit und dreht die Situation plötzlich um, er wird der Mächtige, nimmt sich brutal Befriedigung und vernichtet das verführerische Objekt seiner Wünsche. Aus dem durch seine Wünsche Abhängigen und Hilflosen wird einer, der über die Befriedigung scheinbar frei verfügen kann. Vermutlich agiert der Filmheld Wut und Haß, die er in früheren Situationen tiefer Ohnmacht und Enttäuschung erlebte, aus. An einer anderen, fiktiven Fallgeschichte wird vielleicht deutlicher, was ich meine.[4]

Ein Mann – wenn wir ihn diagnostisch abstempeln wollten, ein fetischistischer Transvestit – zieht in Situationen dranghaft erlebter Unruhe in einem ausgefalteten, in allen Einzelheiten festgelegten Ritual weibliche Wäsche und Kleidung an. Dann onaniert er vor dem Spiegel stehend mit heftigen Orgasmen. Danach ist er entspannt, innerlich ruhig, nicht nur befriedigt, sondern auch befriedet. Die Vorgeschichte ergibt, daß dieser Mann in seiner Kindheit hinsichtlich seiner Geschlechtsidentität schwer verunsichert und gedümpelt wurde durch seine ältere Schwester und seine Mutter, die er so erlebte, als wollten sie ihn zum Mädchen machen, als würden sie ihn verächtlich machen und entwerten, weil er ein Junge war. Der schwache

Vater war keine Stütze in diesem Konflikt, da der selbst seiner Frau nicht gewachsen war und sich der familiären Situation durch häufige, beruflich bedingte Abwesenheit entzog. In der transvestitischen Verkleidung wiederholt dieser Mann als Erwachsener nun das Kindheitstrauma der Entmännlichungs-Bedrohung, er setzt es selber wieder in Szene. Er sucht die alte bedrohliche Situation auf, stellt sie her durch das Anziehen weiblicher Kleidung; nur: Was ihm früher angetan wurde, macht er nun selber, er nimmt das früher erlittene Elend in die eigene Hand, verweiblicht sich selbst in der Hoffnung und in der Beinahe-Gewißheit, diese Situation zu überstehen. Und er übersteht die Situation durch einen potenten männlichen Orgasmus und bestätigt sich, daß er selbst in Frauenkleidern, sozusagen ganz verweiblicht, noch ein Mann ist. Die Niederlage der Kindheit wird zum Triumph, zum haßerfüllten Triumph über diejenigen, die ihn früher so demütigten. Der Orgasmus ist nicht nur Ejakulation, sondern, wie Stoller sagt, ein «größenwahnsinniger Ausbruch von Freiheit».[5] Die sexuelle Befriedigung hat mit der Abfuhr sexueller Energie nur wenig zu tun; ihre besondere Intensität erhält die sexuelle Handlung aus ihrer psychologischen Bedeutung: aus dem Erlebnis der Konfliktlösung, der Angstüberwindung, des haßerfüllten Triumphes über die Demütiger. Lust wird zum Bollwerk gegen Angst, Verzweiflung, Entwertung und Zerstörung.

So, wie ich es in diesem vereinfachenden Beispiel versucht habe, lassen sich alle Perversionen entschlüsseln, oft in einem langwierigen, mühsamen therapeutischen Prozeß des Verstehens. Immer zeigt sich, daß Perversionen bzw. perverse Handlungen eine schöpferische, kompensatorische, das psychische Gleichgewicht wiederherstellende Leistung des Ichs sind. Der Begriff «Perversion» bezeichnet sexuelle Vorlieben, die *diese* Funktion haben; die wissenschaftliche Definition der Perversion zielt also auf den psychologischen Prozeß, der hinter dem Verhalten steht.

Perversionen sind sexualisierte Konfliktlösungen, sie sexualisieren Konflikte und Ängste und werden damit zu einer Selbstrettungstechnik des Individuums, die ihm schlimmere psychische Störungen und Zusammenbrüche erspart. Dies kann man beobachten, wenn die perverse Symptomatik nicht mehr ausreicht, um die schweren Konflikte zu bannen oder zu neutralisieren. Es kann dann zu einem Verlauf kommen, der an Suchten erinnert: Die Handlungen werden immer häufiger, immer bizarrer und extremer (z. B. brutaler), sie schaffen immer weniger Befriedigung und Ruhe, bis es schließlich zu schweren depressiven Zuständen, Suizidversuchen oder auch zu psychotischen Symptomen kommen kann. Ein solcher progredienter Verlauf ist immer ein Zeichen dafür, daß die perverse Symptomatik zum In-Schach-Halten der Ängste und Konflikte nicht hinreicht, z. B. dann, wenn in einer Lebenskrise diese Konflikte besonders aktualisiert werden.

Perversionen haben also einen Sinn. Deshalb ist es unsinnig und gefährlich, wie es Verhaltenstherapeuten früher versucht haben (und heute noch gelegentlich versuchen), den Betroffenen ihre sexuelle Vorliebe einfach abzutrainieren oder abzugewöhnen durch Strafen – Schmerzen, Verekelung – wie eine Unart oder schlechte Angewohnheit.[6] Salopp könnte man sagen, Perversionen sind unbewußt inszenierte sexuelle Happenings, die einen Selbstheilungsversuch darstellen. Da sie von Ängsten und Konflikten gespeist werden, sind sie oft auch voller Haß und Feindseligkeit. Stoller bezeichnet Perversionen deshalb als die erotische Form von Haß. Dies macht einige Perversionen gefährlich; für die Betroffenen, wenn sich der Haß in Selbstaggression und Selbstzerstörung äußert, oder für andere, wenn der Haß nach außen gewendet wird.

Perversionen sind also keineswegs immer harmlos. Das wirft eine weitere Frage auf: Leiden Menschen unter ihren Perversionen? Die meisten von ihnen suchen nie einen Arzt, Psychiater, Psychotherpeuten auf, kommen auch nicht auf die Idee, dies zu tun. Sie haben sich mit ihrer Sexualität arrangiert, erleben sie, wie man sagt, ich-synton, mit sich selbst in Einklang. Zu professionellen Helfern kommen diese Menschen nur dann, wenn sie mit dem Gesetz in Konflikt geraten sind und das Gericht eine Behandlungsauflage erteilt. Sie wehren sich sehr oft – ausdrücklich oder mit inneren Widerständen – gegen eine solche Behandlung, da sie ihre Sexualität als ihre Eigenart betrachten, als eine Eigenart, die zudem mit hohen Lustprämien ausgestattet ist. Menschen, die ihre ungewöhnlichen Vorlieben ich-synton annehmen können, leben oft ihr ganzes Leben ihre besondere Sexualität, die einerseits für sie soviel Befreiendes hat (wie der Triumph im Beispiel des Transvestiten zeigt) und zugleich auch so einengt auf ein ganz bestimmtes Ritual und durch das Angewiesensein auf so viele Bedingungen (wie das Beispiel aus «Blue Velvet» zeigt). Aber ist die routiniert gewordene «normale» Sexualität in festen Beziehungen, die auch nach einem Ritual – Vorspiel, Geschlechtsverkehr, Nachspiel – zu einer bestimmten Tageszeit und vielleicht auch an bestimmten Wochentagen abläuft, oft nicht ähnlich eingeengt und unfrei?

Daneben gibt es Männer und Frauen, die mit ihren ungewöhnlichen sexuellen Wünschen nicht zurechtkommen, die sie ich-dyston, wie man sagt, verarbeiten. Die Erklärung, daß sie unter der gesellschaftlichen Diskriminierung leiden, ist dabei nur eine Teilerklärung und allgemein zu kurz gegriffen. Ihre eigenen Wünsche und Impulse sind ihnen fremd, so als gehörten sie nicht zu ihnen, als würden sie von Zeit zu Zeit Besitz von ihnen und Gewalt über sie ergreifen. Ein Mann beispielsweise, der sonst ein sehr kameradschaftliches Verhältnis zu Frauen anstrebt und auch hat, wird immer wieder von unabweisbaren

Phantasien heimgesucht, in denen Frauen gequält werden, und er kann diese beiden Seiten nicht zusammenbringen. Das Gefühl der Spaltung und des Überwältigtwerdens von ihm fremden Impulsen läßt ihn Hilfe suchen – nicht aus vordergründig moralischer Ablehnung seiner Wünsche, sondern weil sie mit seinem Selbstbild nicht vereinbar sind, ihn kränken und belasten. Sicher wäre es falsch, zu sagen, bei einer aufgeklärteren Haltung der Gesellschaft wäre alles Leiden an den Perversionen vergangen. Die pervers-sexuellen Handlungen sind ja auch nur kurzfristig wirksame, symbolische Konfliktlösungen, keine Verarbeitung der Konflikte ein für allemal, sonst brauchten die Handlungen ja nicht immer wieder neu inszeniert und wiederholt zu werden. Das geheime Wissen darum, daß die Konflikte eigentlich weiterbestehen und weiterquälen, macht viel von dem Leiden an den Perversionen aus. Aber auch bei der ichdystonen, ablehnenden Haltung ist der Wunsch, von der Perversion loszukommen, höchst zwiespältig. Und der Therapeut, der Symptome nur einfach wegmachen will – was psychologisch gar nicht möglich ist –, wird auf erbitterten und geballten Widerstand des Patienten stoßen, und sei diesem sein Symptom selber noch so verhaßt.

Die Sicht der Perversion hat sich gewandelt von Sünde über körperliche Krankheit, über Spezialisierung und Übertreibung eines ganz normalen Teilaspektes der Sexualität – Partialtriebe – bis hin zur Konzeption der Perversion als eines «heilenden Kunstgriffs» der Seele, wie E. Glover[7] es formulierte. Perversionen sind verständlicher und damit weniger fremdartig geworden, immer mehr «Normales» wurde an ihnen entdeckt. Dadurch wurde auch die Frage möglich, was aus dem Studium der Perversionen für die Sexualität überhaupt zu lernen ist. Robert J. Stoller[8] ist dieser Frage am konsequentesten nachgegangen. Wenn die Intensität sexueller Reaktionen bei den Perversionen durch nicht-sexuelle Affektspannungen – Konfliktlösung, Angstüberwindung, Triumph, Haß, Rache – erklärt werden kann, so kann man fragen, ob dies nicht überhaupt für besonders intensiv erlebte Sexualität gilt, also für sexuelle Erlebnisse, die besonders anrührend, erschütternd, explosiv, leidenschaftlich, kurz besonders erotisch sind.

In dem Roman «Die unerträgliche Leichtigkeit des Seins» beschreibt Milan Kundera, wie Tomas und Sabina, Geliebter und Geliebte, in der Wohnung herumalbern, Sabina ist halb nackt, Tomas bekleidet. Tomas setzt ihr dabei zum Spaß einen alten Hut auf, eine Melone. Sie betrachten das Ergebnis im Spiegel, und beide merken, daß sie dadurch – ganz unerwartet – sexuell erregt werden. «Ist es nur ein Schritt vom Lächerlichen zum Erregenden» fragt sich Sabina später, als sie die Situation reflektiert, und gibt dann eine sehr kluge Analyse: «Als sie (Sabina) damals in den Spiegel schaute, sah sie zunächst nur eine komische Situation. Aber dann wurde die Komik von der Erregung verdrängt: Die Melone war kein Scherz mehr, sie bedeutete Gewalt; Gewalt an Sabina, an ihrer Würde als Frau. Sie sah sich mit ihren nackten Beinen und dem dünnen Slip, durch den das Dreieck ihrer Scham schimmerte. Die Wäsche unterstrich den Charme ihrer Weiblichkeit, der steife Männerhut verneinte, vergewaltigte diese Weiblichkeit, machte sie lächerlich. Tomas stand angekleidet neben ihr, was bewirkte, daß der Anblick, den sie beide im Spiegel boten, kein Spaß mehr war (dann hätte auch er Unterwäsche und Melone tragen müssen), sondern Erniedrigung. Statt sich gegen diese Erniedrigung zu wehren, spielte sie mit, stolz und provozierend, als ließe sie sich freiwillig und öffentlich Gewalt antun.»[9]

Auch hier sind es nicht-sexuelle Affekte, die die harmlose Situation erotisch aufladen. Macht und Unterwerfung liegen plötzlich in der Luft, Erniedrigung; aber auch Stolz und Provokation bei Sabina, und das Gefühl der Stärke, paradoxerweise, denn: Sie *begibt sich* in die Situation, *sie* inszeniert die Erniedrigung und hebt sie dadurch wieder auf; denn wer seine Unterwerfung mitinszeniert, ist nicht mehr unterworfen. (Dies übrigens ist das Geheimnis des Masochismus.) Wenn solche unbewußten, oder, wie hier im Beispiel Sabinas, vorbewußten Affekte sexualisiert, d. h. in sexuelles Verlangen oder Erregung umgesetzt werden, spricht Stoller von *perversen Mechanismen*, weil hier, psychologisch gesehen, prinzipiell etwas Ähnliches geschieht wie bei der Perversionsbildung: Erotisierung durch Angst und Konflikte, die Inszenierung dieser Konflikte und ihre (scheinbare) Lösung durch – real oder phantasiert – sexuelles Verhalten. Während Perversionen weitgehend die Domäne der Männer sind, bei ihnen sehr viel häufiger vorkommen als bei Frauen, ist dies offenbar bei den perversen Mechanismen sehr viel weniger der Fall.

Solche perversen Mechanismen sind besonders deutlich in den sexuellen Phantasien eines jeden Menschen zu erkennen. Um ein Beispiel zu geben [10]: Eine Frau stellt sich vor, ein Vertreter komme an die Tür, um ihr eine Versicherung zu verkaufen. Sie lasse ihn reden und beginne sich selbst zu streicheln, genieße, wie der Mann um Fassung ringe, sein Verkaufsgespräch mühsam fortsetze; sie fange an, sich zu entkleiden, provoziere weiter, bis der biedere Mann seine Beherrschung verliere und sich auf sie stürze. Der Wunsch, den Mann gegen seinen Willen außer sich zu bringen, wird in Szene gesetzt, die eigene unwiderstehliche Anziehung (die die Frau vielleicht tief innerlich bezweifelt) und die Macht und Kontrolle über den anderen in sexuellen und Liebessituationen (in denen sie sich vielleicht völlig ohnmächtig fühlt) werden triumphierend genossen.

Aus Stollers Überlegungen lassen sich Prozesse ableiten, die zum Verständnis der Perversionen ebenso bedeutsam sind wie für das Verständnis erotisch besonders intensiver Erlebnisse oder Phantasien.[11] *Erstens:* Das Hin- und Herschwingen zwischen Erwartung von Gefahr und Überwinden von Gefahr, das Eingehen eines – wenn auch kalkulierten – psychischen Risikos steigert sexuelle Erregung. Risiko und Gefahr sind in der Regel nur aus der Biographie des Individuums zu verstehen. Deutlich wird dies am oben genannten Beispiel des Transvestiten, der sich der Gefahr der Verweiblichung aussetzt; auch Sabina begibt sich in eine gefährliche Situation, in eine Entwertungssituation; und die Frau im Phantasiebeispiel provoziert in riskanter Weise einen Mann. Deutlich wird dies auch an sexuell stimulierenden Vergewaltigungsphantasien, über die einige Frauen berichten. Eine solche Frau setzt sich der Angst und dem Entsetzen aus und weiß zugleich, daß sie *nicht* die Frau in den phantasierten Bildern ist, sondern daß sie alleine, in Sicherheit ist und sich den Bildern jederzeit entziehen, sie abstellen kann. Sie nimmt durch die Phantasie ihre Angst sozusagen in die eigene Hand, in die eigene Regie und versucht, indem sie die Kontrolle des Geschehens übernimmt, die Angst vor gewalttätiger Unterwerfung zu bewältigen. Die triviale Vorstellung, daß eine solche Frau real Vergewaltigungswünsche hat, ist falsch: Sie versucht in der Phantasie gerade die Angst davor in den Griff zu bekommen.

Zweitens: Im Spannungsfeld von Angst und Triumph wird Sexualität zum Kampf. Das Leitthema der Dramaturgie sexueller Erregung ist deshalb für Stoller Feindseligkeit. Perversionen sind, wie wir sahen, erotische Formen von Haß, am Beispiel des Transvestiten des Hasses auf die demütigenden Frauen. Doch auch in der «normalen» Sexualität ist ein «Hauch von Feindseligkeit»[12] Stimulans sexueller Lust: Sabina erlebt die Wut über ihre Erniedrigung; die Frau mit der Vertreter-Phantasie will den Mann außer sich bringen, ihn ihrer Ausstrahlung unterwerfen, sich mächtig, ihn ohnmächtig machen. Die erotische Bedeutung geheimer Feindseligkeit wird im Kapitel über Pornographie noch klarer werden.

Drittens münden Risiko und Kampf in eine Konfliktlösung. Sexualität wird eingesetzt zur Bewältigung von alten Konfliktspannungen, die sich beim Erreichen des sexuellen Ziels oder im Orgasmus kurzfristig lösen. Beim transvestitischen Patienten habe ich das ausführlich besprochen; Sabina hebt die gefürchtete Erniedrigung durch scheinbares Mitagieren auf und versichert sich, daß sie auch in demütigenden Situationen stark und selbstbestimmt ist; die Frau im Phantasiebeispiel überwindet die Angst vor ihrer Ohnmacht in Liebessituationen – kurzfristig.

Das Verstehen der Perversionen ermöglicht einen neuen Zugang zum Verständnis dessen, was wir Erotik nennen. Risiko und Gefahr, Kampf, Konfliktlösung – dies ist die Dramaturgie besonders intensiven Begehrens und Erlebens; ohne Risiko, ohne Angst, ohne Feindseligkeit, ohne Rache, ohne Triumph – zumindest in Spuren – resultiert sexuelle Gleichgültigkeit und Langeweile im Sexuellen. Dieses Bild von Erotik ist schockierend und zeigt zugleich, daß die Vorstellung einer nur zärtlichen, friedfertig-lustvollen Sexualität irreal, ja, beinahe antisexuell ist. Ich weiß nicht, ob das Wesen der Erotik durch die perversen Mechanismen alleine erklärt werden kann[13], aber dieser Ansatz bietet einen wichtigen Zugang zum Verständnis besonders intensiv erlebter Sexualität. «Pervers» nennt Stoller diese Mechanismen übrigens nicht, um sie als krank oder sonstwie zu disqualifizieren; sondern um zu zeigen, daß Mechanismen, die die Bildung von Perversionen bedingen, in der Sexualität eines jeden Menschen zu finden sind, sozusagen in verdünnter und weniger bestimmender Form. Gesellschaftlich besonders hoch und niedrig Bewertetes – Erotik und Perversion – beruhen also auf ähnlichen Mechanismen: Auf der Dynamisierung des Sexuellen durch nicht-sexuelle Affekte oder, provokanter, auf der erotisierenden Kraft, die seelische Traumen und Konflikte haben können.

Homosexualität
oder
Wie gefährlich Wissenschaft für Minderheiten ist

Wie entsteht Homosexualität? Dieser Frage, die vielen als erstes zum Thema «Homosexualität» einfällt, werde ich nicht nachgehen. Sie ist auch schon *falsch* gestellt, da sie beinhaltet, daß das Homosexuelle aufklärungsbedürftig und die Frage nach der Herkunft des Heterosexuellen überflüssig ist – oder geklärt, weil es der «Natur» entspreche. Und die falsche Frage nach den Ursachen ist *gefährlich* für die Homosexuellen, wie die Wissenschafts- und Medizingeschichte zeigt. Das zwiespältige bis zwielichtige Verhältnis von Wissenschaft und Homosexualität in einer homosexuellenfeindlichen Gesellschaft werde ich in diesem Kapitel beleuchten, und zwar am Beispiel der sogenannten Zwischenstufentheorie, der altehrwürdigsten und brandaktuellsten Theorie der Homosexualität, der wohlmeinendsten und der gefährlichsten zugleich. Sie ist über einhundert Jahre alt und hat immer neue, den Denkmoden oder wissenschaftlichen Ergebnissen angepaßte Formen angenommen.

Begründet wurde sie in den 60er Jahren des letzten Jahrhunderts von Carl Heinrich Ulrichs[1], einem Juristen. Voller Pathos postulierte er, daß Homosexuelle eine Geschlechtsvariante zwischen Männern und Frauen seien, eine Naturvariante. «Wir Urninge», sagte er, «bilden eine zwitterähnliche, besondere geschlechtliche Menschenrasse, ein eigenes Geschlecht, dem Geschlecht der Männer und dem der Weiber als drittes Geschlecht koordiniert.» Aus der Natürlichkeit der

Homosexualität begründet er die Sittlichkeit homosexuellen Verhaltens: «Die Übung angeborener mannmännlicher Liebe ist weder verbrecherisch noch unsittlich.»[2] 1867 will er seine Gedanken vor dem Deutschen Juristentag vortragen und sie mit der Forderung nach Abschaffung der strafrechtlichen Verfolgung der Homosexualität verbinden. Nach den ersten Sätzen geht die mutige Rede im Tumult der versammelten deutschen Juristen unter.

Mit C.H. Ulrichs hatte eine Strategie im Kampf für die Rechte der Homosexuellen begonnen, die bis in die heutige Zeit hineinreicht: aufgrund wissenschaftlicher, vor allem biologisch-medizinischer Argumente oder Pseudoargumente für das Angeborensein, für die «Naturhaftigkeit» der Homosexualität zu plädieren und damit auf eine nicht schuldhafte und nicht strafbare Eigenschaft zu erkennen. Hinter dieser Annahme steht die Überzeugung, daß Wissen zwangsläufig Vernunft und Humanität befördert und gar nichts anderes bringen kann als Fortschritt und Befreiung – auch für die Homosexuellen. Am klarsten ist eine solche Position bei Magnus Hirschfeld zu erkennen. Magnus Hirschfeld war Arzt und einer der einflußreichsten Sexualforscher im ersten Drittel dieses Jahrhunderts. Er rief die erste sexualwissenschaftlich-sexualpolitische Vereinigung, das Wissenschaftlich-humanitäre Komitee, ins Leben (1897), er begründete die erste sexualwissenschaftliche Zeitschrift, das «Jahrbuch für sexuelle Zwischenstufen» (1899) und das erste «Institut für Sexualwissenschaft» in Deutschland (1919 in Berlin).[3] Es gibt keinen Arzt, keinen Wissenschaftler, der sich so unermüdlich und so mutig, so von Überzeugung beseelt für die Homosexuellen eingesetzt hat, fast vier Jahrzehnte lang, unbeirrt von Anfeindungen der Öffentlichkeit und der kalten Distanzierung vieler Kollegen – bis die Nationalsozialisten seiner Arbeit ein Ende setzten, seine Bücher verbrannten, sein Institut mit unersetzbaren Bibliotheken und Archiven verwüsteten, das Wissenschaftlich-humanitäre Komitee auflösten.

Hirschfeld nahm die Lehre Ulrichs' auf, brachte sie auf den aktuellen wissenschaftlichen Stand und übertrug sie auch auf die weibliche Homosexualität. Für ihn war Homosexualität eine Zwischenstufe zwischen den Polen Männlichkeit und Weiblichkeit, wie bei Ulrichs ein drittes Geschlecht. Homosexuelle Männer und lesbische Frauen waren für ihn körperlich männlich bzw. weiblich, sexuell und seelisch aber mit starken gegengeschlechtlichen Zügen ausgestattet. Bei ihnen war diese Besonderheit angeboren, woraus – wie für Ulrichs – folgte, «daß niemandem eine sittliche Schuld an einer solchen Gefühlsanlage beizumessen ist».[4] Dieser Satz steht in der Petition zur Änderung des § 175, die Hirschfeld 1896/97 verfaßte und im Namen des Wissenschaftlich-humanitären Komitees dem Gesetzgeber übergab. Die Petition unterschrieben etwa 5000 Personen – Wissenschaftler, Juristen, Mediziner, Künstler, Politiker, darunter Rudolf Virchow, Albert Einstein, August Bebel. Sie forderte mehr, als heute, 90 Jahre später, erreicht ist, nämlich die Aufhebung des § 175: «Sexuelle Akte zwischen Personen desselben Geschlechts, *ebenso* wie solche zwischen Personen verschiedenen Geschlechts... nur dann zu bestrafen, wenn sie unter Anwendung von Gewalt... (oder) an Personen unter 16 Jahren... vollzogen werden.»[5] Die juristische Gleichstellung Heterosexueller und Homosexueller war damit gefordert, die heute, wie gesagt, immer noch nicht erreicht ist. Homosexuelle Betätigung mit unter 18jährigen ist nach der heutigen Form des § 175 strafbar, während heterosexuelle Beziehungen mit unter 16jährigen bestraft werden können. Eine rationale Begründung für diesen strafrechtlichen Unterschied gibt es nicht; der § 175 ist ein Stück Verfolgung und Benachteiligung einer Minderheit von Staats wegen.[6]

Hirschfeld argumentierte in einer politischen Frage – Aufhebung des § 175 – ausschließlich oder vorrangig wissenschaftlich. Das war nicht ohne jeden Erfolg. Hirschfeld und das Wissenschaftlich-humanitäre Komitee erreichten, daß die Petition 1905 im Deutschen Reichstag diskutiert wurde.[7] Die SPD, die die Petition befürwortete, argumentierte ganz im Sinne der Wissenschaft und Hirschfelds, erklärte Homosexualität zum «Spiel der Natur»[8], verlangte Straffreiheit und warf den Gegnern mittelalterliche Moral vor. Aber, wie das immer mit Expertenmeinungen in politisch-moralischen Fragen ist: Auch die Gegner der Reform, die Konservativen, bewaffneten sich mit Wissenschaft; denn Wissenschaftler, so wissen wir von Bertolt Brecht, sind allzuoft «ein Geschlecht erfinderischer Zwerge, die für alles gemietet werden können»[9]. Zahlreiche Psychiater und Gerichtsmediziner wurden zitiert, die an der Homosexualität nichts Natürliches sehen konnten, sonst hätte die Natur die Homosexualität in den Dienst der Fortpflanzung und der Erhaltung der Art gestellt, wie sie argumentierten. Die Reform wird vom Reichstag abgelehnt, der Mehrheitssprecher kennzeichnet Homosexualität als «eine Unsittlichkeit, welche wir aus dem tiefsten Grund unseres Herzens verabscheuen», und als «eine das Gemeinwohl schädigende Seuche».[10] Nun, so anders sprechen Politiker heute auch nicht über Homosexualität. Der bayerische Ministerpräsident verkündete im März 1984, die Forderung nach Straffreiheit für Homosexualität mit Minderjährigen (er meinte die Gleichstellung Homo- und Heterosexueller vor dem Gesetz) sei nicht liberal, sondern «grenze an pervers».[11]

Hirschfelds Position, mit wissenschaftlichen Argumenten für die Emanzipation Homosexueller zu kämpfen, war mit der Reichstagsdebatte erst einmal gescheitert. Sie war aber auch prinzipiell problematisch. Dies wurde sehr bald (1907) im Wissenschaftlich-humanitären Komitee gesehen und leidenschaftlich diskutiert; eine Grundsatzdiskussion, die heute noch nicht ausgestanden ist. Eine Gruppe opponierte gegen Hirschfeld. Einer ihrer Sprecher, Benedikt Friedländer, erklärte: «Wir werden uns nicht bemühen, durch den *wissenschaftlichen* Nachweis einer angeblichen Anomalie das Mitleid der Regierung und der Volksvertretung zu erwecken, um auf diese unmännliche Weise die Aufhebung des uns bedrohenden Strafgesetzes zu erreichen.»[12] Friedländer betonte also die Entbehrlichkeit der Wissenschaft in moralisch-politischen Fragen. Dann erkennt er sehr klar das Doppelgesicht der Hirschfeldschen Zwischenstufentheorie: Sie wolle die Homosexuellen wohl schützen, mache sie aber zugleich zu «psychischen Mißgeburten», zu «bedauernswerten Halbweibern», zu «armen weiblichen Seelen, die im männlichen Körper schmachten». Mit einer solchen «bettelhaften Theorie» könne man bestenfalls Duldung und Mitgefühl erreichen, nicht aber Achtung und Gleichberechtigung.[13]

Damit hatte Friedländer auf einen merkwürdigen Widerspruch in Hirschfelds Denken hingewiesen. Eine naturhafte Besonderheit kann eben sehr leicht auch als Anomalie aufgefaßt werden, als Störung, die man besser doch nicht hätte. Hirschfeld wurde mit diesen Problemen sehr bald (1916) und sehr praxisnah konfrontiert. Der Wiener Anatom Eugen Steinach, ein Pionier der Hormonforschung, hatte in Tierversuchen durch Überpflanzung gegengeschlechtlicher Keimdrüsen zwittrige Tiere, sozusagen Zwischenstufentiere, im Laboratorium produziert. Er folgerte, daß die Zwitterformen des Menschen, auch die Homosexualität, die er im Anschluß an Hirschfelds Zwischenstufentheorie ausdrücklich dazu rechnete, durch «zwittrige Hoden» bzw. «zwittrige Eierstöcke» verursacht würden.[14] Hirschfeld fühlte sich durch die Arbeit Steinachs bestätigt, sie schien die ersehnte Anerkennung seiner Zwischenstufentheorie durch die etablierte Wissenschaft zu bringen. Offenbar ohne Hirschfelds Wissen zieht Steinach sehr schnell praktische Konsequenzen aus seinen Vermutungen: Zusammen mit dem Chirurgen R. Lichtenstern überpflanzte er 1916 einem Homosexuellen das Hodengewebe eines Heterosexuellen.[15] Um die Wirkung des «heterosexuellen» Hodens zu vergrößern, wurde der «Patient» einseitig kastriert, also vermeintlich «zwittriges» Hodengewebe entfernt. In der Zeit von 1916 bis 1921 wurden aufgrund der Steinachschen Annahmen 11 oder 13 homosexuelle Männer operiert.

Die gängige Operationstechnik umfaßte die einseitige Kastration und Überpflanzung «normalen» Hodengewebes. Die Transplantate stammten in der Regel von heterosexuellen Männern, denen ein Leistenhoden entfernt werden mußte, in einzelnen Fällen auch von heterosexuellen Männern, die wegen Sexualdelinquenz kastriert wurden. Die Operateure entschlossen sich alle «nur» zur einseitigen Kastration der homosexuellen «Patienten». Beidseitige Kastration hätte ihrer Meinung nach die Homosexualität zwar zuverlässiger beseitigt, aber auch die Fortpflanzungsfähigkeit zerstört und damit die Möglichkeit, «bei Gelingen des Eingriffs das Glück einer normalen Ehe genießen zu können».[16] Die «Patienten» sollten schließlich nicht nur heterosexuell, sondern auch Gatten und Väter werden. Schwarze Magie an der vordersten Front des wissenschaftlichen Fortschritts. Es dauerte einige Jahre, eben bis 1921, bis man feststellte, daß sich durch die Eingriffe an der sexuellen Orientierung gar nichts änderte, daß alle operierten Homosexuellen homosexuell blieben. Ihre Hoden hatten sie dem wissenschaftlichen Denken geopfert. Die Operationen wurden eingestellt. Es ist überflüssig zu sagen, daß alle Berichte über diese Art von Operationen in angesehenen medizinischen Fachzeitschriften publiziert wurden.

Hirschfeld machte eine grundlegende Erfahrung – ich weiß nicht, ob er sie verstand, aber wir sollten sie verstehen: Die ätiologische, also auf Entstehungsbedingungen abzielende

Argumentation kann in einer homosexuellen-feindlichen Gesellschaft immer gegen Homosexuelle gerichtet werden – und sie *wird* immer gegen Homosexuelle gewendet. Denn wo Entstehungsursachen bekannt zu sein scheinen oder vermutet werden, sind Wege zur «Therapie» oder Beseitigung der Homosexuellen nicht weit. Noch ist jede ätiologische Hypothese gegen die Homosexuellen gewendet worden, sei sie psychoanalytisch, lernpsychologisch, soziologisch, biologisch oder alles auf einmal. Dies zeigen die verhaltenstherapeutischen Abschrekkungs- und Verekelungsexperimente, bei denen Homosexuelle zur «Behandlung» mit Bildern stimuliert und Anzeichen der Stimulation, z. B. eine Erektion, mit elektrischen Schlägen oder mit Übelkeit und Erbrechen auslösenden Medikamenten bestraft wurden[17]; oder die Annahmen bestimmter Psychoanalytiker, die – differenzierter formuliert – alte Psychopathie- und Krankheitsideen wieder aufgreifen und Homosexualität zu einer schweren, behandlungsbedürftigen Störung erklären[18], oder die Praxis der psychoanalytischen Standesvertreter, eine Gruppe, die Homosexuellen, kollektiv vom Zugang zur Ausbildung und damit von der Ausübung eines Berufs auszuschließen, eben dem des Psychoanalytikers.

Was haben Hirschfeld, Steinach usw. mit uns heute zu tun? Bevor ich einen Sprung in die Gegenwart mache, möchte ich wenigstens kurz auf die Lage der Homosexuellen im «Dritten Reich» hinweisen. Auf den ersten Blick scheint es so, als hätten die Nationalsozialisten die Wissenschaft nicht gebraucht, um die Homosexuellen zur Strecke zu bringen: Homosexuelle wurden – z. B. durch zermürbende Razzien – polizeilich und geheimpolizeilich terrorisiert, juristisch mit Hilfe verschärfter Gesetze verfolgt, in Gefängnisse gebracht, in Arbeits- und Konzentrationslager verschleppt, umgebracht. Doch die deutschen Faschisten bedienten sich, wie Karl-Heinz Roth[19] gezeigt hat, in ihrem Ziel, die «Homosexuellen-Seuche» einzudämmen, in einem beispiellosen Ausmaß und mit beispielloser Konsequenz *auch* der Wissenschaft, und zwar aller konkurrierenden Auffassungen zugleich. Hormonforscher legitimierten Zwangskastrationen mit der Lehrmeinung, daß Homosexuelle «vergiftete» Hormone produzieren; Genetiker befürworteten Zwangssterilisationen, weil sie auf die Erblichkeit der Homosexualität setzten; endokrinologische Zwischenstufentheoretiker empfahlen Behandlungen mit männlichen Hormonen – bei kastrierten oder unkastriert gebliebenen Homosexuellen. Und auch die etablierte Psychotherapie, die einen großen Aufschwung im «Dritten Reich» erlebte, war zur Stelle. Das «Deutsche Institut für Psychologische Forschung und Psychotherapie» in Berlin (vgl. S. 65), in dem auch viele in Deutschland verbliebene «arische» Psychoanalytiker tätig waren, propagierte psychodynamische Entstehungstheorien zur Homosexualität («kalte, abweisende Mutter», «sanfter, lieber Vater») und brüstete sich mit 500 psychotherapeutisch geheilten Fällen. Die Nationalsozialisten applaudierten diesem Therapieerfolg. Kurz: Die deutschen Faschisten bedienten sich *aller* wissenschaftlich angebotenen Methoden, um die Homosexualität in den Griff zu bekommen. Würden alle scheitern, stand einer Euthanasielösung um so weniger entgegen.

Zur Gegenwart: Der modernste Vertreter der Zwischenstufentheorie ist G. Dörner, Professor für Endokrinologie in Berlin an der Charité.[20] Ähnlich wie Steinach ist er ein renommierter Hormonforscher, renommiert in Ost und West. Er sieht – wieder einmal aufgrund von Tierexperimenten – in der männlichen und weiblichen Homosexualität eine vorgeburtliche Hormonstörung. Für ihn werden Menschen durch untypische Hormonverhältnisse in einer kritischen Phase der vorgeburtlichen Entwicklung (4. bis 7. Schwangerschaftsmonat) homosexuell: Mangel an männlichen Hormonen (Androgene) beim männlichen Fötus prägen bestimmte Teile dessen Zwischenhirns «weiblich»; Überschuß an männlichen Hormonen beim weiblichen Fötus bewirke eine «männliche» Entwicklung des Zwischenhirns der Frau. Homosexuelle als Zwischenhirn-Zwitter.

In unserem Zusammenhang ist nun nicht so wichtig, daß die Thesen Dörners schon wissenschaftlich, immanent als Spekulation und in ihrer Simplizität als unhaltbar zu qualifizieren sind.[21] Wichtiger ist, daß diese Thesen – wie vor 60 Jahren die Steinachschen – wieder zu Überlegungen führen, wie man der Homosexualität zu Leibe rücken kann. Waren die Homosexuellen bei Steinach noch krank in Hoden oder Eierstock, so sind sie jetzt krank im Kopf. Folglich wurde nicht mehr kastriert, sondern hirnoperiert. Westdeutsche Neurochirurgen glaubten, die männliche Homosexualität «heilen» zu müssen, indem sie diejenigen Teile des Zwischenhirns, in denen Dörner das verweiblichte Sexualzentrum vermutete, durch das Einführen einer Sonde elektrisch verkohlten. Zwischen 1962 und 1976 wurden hierzulande 30 homosexuelle Männer derartig operiert; 20, die auch zu pädophilen Kontakten neigten, zehn, die Adoleszente und Erwachsene als Partner bevorzugten.[22] Die Theorie kam aus der DDR (Dörner arbeitet dort), die Praxis aus der BRD: gesamtdeutsche Kumpanei gegen Homosexuelle.

Doch die Thesen Dörners eröffneten die totale Perspektive: die Abschaffung der Homosexualität ein für allemal. Wenn man an die gegenwärtig ausufernde, alles Machbare machende Fortpflanzungsmedizin denkt mit ihren gigantischen Möglichkeiten der Schwangerschafts-Vorsorgeuntersuchung, dann rückt folgendes Szenario greifbar nahe: daß bei routinemäßig diagnostizierten ungewöhnlichen Hormonverhältnissen des Fötus während der Schwangerschaft, also bei vermeintlicher homosexueller Gefahr im Verzuge, eugenisch indizierte Abtreibungen oder eugenisch indizierte Hormonkorrekturen alltäglich werden – mit dem Ziel, daß homosexuelle Menschen gar nicht mehr geboren werden. Die neue Version der Zwischenstufentheorie impliziert die eugenische «Lösung» der Homosexuellenfrage durch Ausmerze (Abtreibung) oder «Veredelung» zum Heterosexuellen (pränatale Hormonkur).

In Radio DDR kündigte Dörner im Juli 1985 zuversichtlich an, Mütter würden «in Zukunft entscheiden können, ob sie ein heterosexuelles oder auch ein homosexuelles Kind haben möchten».[23] Zynisch spricht er von der «Wahlmöglichkeit» der Mütter, wohl wissend, gegen wen sich eine solche Wahlmöglichkeit richten, wer als lebenswert und wer als lebensunwert ausgemacht wird. Und die Aids-Debatte zeigt, wie schnell sich antihomosexuelle Affekte schüren lassen. Schon behauptet Dörner, daß vorgeburtlicher Androgenmangel möglicherweise auch eine «geringere Resistenz des Immunsystems» bewirkt und homosexuelle Männer deshalb anfälliger für Aids seien.[24] Aids- und Homosexualitätsprophylaxe wird diesem Denken identisch.

Das sich abzeichnende Bündnis zwischen Hormonforschung und Reproduktionsmedizin – mit Aids als Motor – kann man nicht ernst und schwer genug nehmen. Inzwischen befassen sich weite Teile der psychoendokrinologischen Sexualforschung, vor allem in den USA, mit den Dörnerschen Spekulationen und sind dadurch potentiell zur Anti-Homosexuellen-Forschung geworden. Immerhin werden in einigen Fachzeitschriften heftige Debatten über Legitimität und Ideologie dieser Forschungsansätze geführt.[25] Nach meiner Überzeugung würde durch die beschriebenen Prozeduren kein Homosexueller weniger in diese Welt geboren werden, weil die Entstehungsbedingungen von Hetero- und Homosexualität ungleich komplexer sind, als es Dörner annimmt; aber das wird man möglicherweise wieder einmal erst sehr viel später feststellen, nach unzähligen unnötigen Abtreibungen und unzähligen pränatalen Hormonexperimenten am Menschen.

Hirschfeld hatte die Zwischenstufentheorie im Grundsatz anders verstanden: als Plädoyer für die Verschiedenheit der Menschen, als positive Utopie, daß es «andere als die gängigen Möglichkeiten, weiblich und männnlich zu sein» gibt, wie Martin Dannecker[26] kürzlich sagte. Es ist die Tragik Hirschfelds, daß – entgegen dieser Position – im Namen seiner Zwischenstufentheorie die konsequentesten wissenschaftlichen Anschläge gegen die Homosexuellen geführt wurden: Kastration, Hodenüberpflanzung, Hirnoperation, hormonelle Prophylaxe. Die Bedrohung durch wissenschaftliche und medizinische Anschläge teilen die Homosexuellen mit anderen Minderheiten. Mit Wissenschaft wurde immer gegen Minderheiten vorgegangen: im Namen der Rassenbiologie gegen Juden und andere ethnische Minderheiten mit Vernichtung und Mord; im Namen der Erbbiologie gegen psychisch Kranke, Andersartige, sozial Unerwünschte mit Zwangssterilisation und Euthanasie.

Solange die Gesellschaft ihren Frieden mit den Homosexuellen nicht macht, solange ist die Erforschung der Entstehungsbedingungen für die Homosexuellen potentiell gemeingefährlich. Das lehrt die Geschichte des Verhältnisses von Wissenschaft und Homosexualität. So gesehen ist es gut, daß wir wenig über die Entstehung von Homo- und Heterosexualität wissen. Und ich sehe mit Respekt und Sympathie, daß Homosexuelle immer häufiger dazu beitragen, daß dies noch eine Zeitlang so bleibt – dadurch, daß sie sich dem Zugriff der Forscher verweigern und Forschung boykottieren. Ohne sie, ohne die Mitwirkung der Homosexuellen an Forschungsprojekten, kann man die Frage nach den Ursachen nicht beantworten.

Hexenverfolgung
oder
Über die Verstrickung von Rationalität und Wahn

Die massenhafte Verfolgung und Vernichtung von Frauen als Hexen ist ein Ereignis der Neuzeit, im Übergang der feudalen Ordnung zur bürgerlichen Gesellschaft. Im Mittelalter gab es Hexenglauben, aber keinen Hexenwahn. Erst zum Ende des 15. Jahrhunderts mehren sich die Massenverfolgungen; sie erreichen zwischen 1560 und 1630 ihren Höhepunkt; gegen 1700 sind Hinrichtungen selten geworden, einzelne Ereignisse.[1] Hauptschauplätze der Verfolgung sind Nordwest- und Mitteleuropa (Deutschland, Frankreich, Österreich, Schweiz, England, Skandinavien). Die Zahl der vernichteten Hexen und Zauberer ist unbekannt: Die Schätzungen schwanken zwischen 200000 und 9 Millionen, realistischer zwischen 500000 und 2 Millionen. Waren im Mittelalter die Frauen bei Inquisitionsprozessen noch nicht überrepräsentiert, so sind jetzt vier von fünf Opfern weiblich. Dies alles sind abstrakte Zahlen. Jules Michelet, französischer Historiker, der um 1860 ein eindringliches und phantasiereiches Buch über die Hexen schrieb, sagt, wie es ihm beim Quellenstudium erging: «Man lese diese Register in ihrer Plattheit, ihrer düstern, so gräßlich wilden Trokkenheit. Am Ende einiger Seiten fühlt man sich durch und durch erkältet; eine grauenvolle Kälte erfaßt den Leser; in jeder Zeile fühlt man den Tod»[2].

Protestanten und Katholiken unterschieden sich weder in Theorie und Praxis, noch in der Brutalität der Verfolgung. Luther verlangte unerbittlich die Aufspürung und Hinrichtung von Hexen. Calvin, der schweizerische Reformator, erzwang in Genf die Verschärfung der Strafen, den Scheiterhaufen, bei milden Urteilen. Fast die gesamte geistliche und wissenschaftliche Elite der Renaissance trat für die Hexenverfolgung auf, ihre Apologeten waren «*die* Gelehrten und *die* Rationalisten ihrer Zeit».[3] Um nur ein Beispiel zu nennen: Jean Bodin, Franzose, einer der belesensten Gelehrten seiner Zeit, Jurist, Ökonom, Staatstheoretiker, Naturphilosoph, einflußreiches «Universalgenie», schrieb mit seinem um 1580 erschienenen Buch *«Vom ausgelasnen wütigen Teuffelsheer, allerhand Zauberern, Hexen und Hexenmeistern, Unholden, Teuffelsbeschwerern, Warsagern, Schwartzkünstlern, Vergiftern, Augenverblendern»*[4] das – nach dem etwa 100 Jahre früher erschienenen *«Hexenhammer»*[5] – berüchtigste Buch über Hexenverfolgung, Theorie und Anleitung zugleich. Die Verstrickung der abendländischen Elite in die Hexenverfolgung ist nur auf den ersten Blick irritierend; bei näherem Hinsehen ist sie erklärlich, sogar folgerichtig und somit noch erschreckender.

Natürlich hat die Hexenverfolgung eine lange Vorgeschichte: Eine theologisch-wissenschaftliche und eine machtpolitische. Ich will sie kurz skizzieren. Die Scholastik, die wissenschaftliche Theologie des Mittelalters, befaßt sich etwa ab 1230 mit der ihr eigenen Akribie und Genauigkeit mit Zauberei und Dämonenlehre und «beweist» Schritt für Schritt, Detail für Detail die *Realität* von, zum Beispiel, Impotenzzauber, Wetterzauber, Nachtfahren, Werwölfen, Teufelsbuhlschaft, Teufelspakt, Hexensabbat usw., also von Vorstellungen, die im Volksglauben lebendig waren.[6] Diese Mischung aus strengem Denken und Geisterglauben ist aus heutiger Sicht faszinierend und unfaßbar zugleich. Auch hieran beteiligen sich die größten Geister: Thomas von Aquin, Albertus Magnus, Bonaventura, um nur einige zu nennen. Die Gelehrten kommen zu dem Schluß, daß Zweifel an der Zauberei oder an der Existenz von Dämonen Ausfluß der Ungläubigkeit ist. Die Anwendung von Zauberei und die Anrufung von Dämonen gelten nun als Ketzerei. Nach Joseph Hansen, einem bedeutenden Hexenforscher um die Jahrhundertwende, führten diese theologischen Bemühungen des Mittelalters zu nichts anderem, als «den Volksglauben zur Realität zu definieren», volkstümliche Vorstellungen «wissenschaftlich zu drapieren, in das System christlicher Weltanschauung einzureihen und so die gefährliche Anwendung in der Praxis des Strafrechts zu ermöglichen».[7] Der Volksglaube wurde «christianisiert»: Man unterlegte ihm eine christlich-theologische Theorie. Indem man die einzelnen Elemente des Aberglaubens des Volkes als real bezeichnete, konnte man die «Täter» zu Ketzern machen und sie verfolgen. Das ist der Zweck des theologischen Eifers.

Die katholische Intelligenz betrieb also die Systematik des Hexenglaubens und gelangte im 15. Jahrhundert zu einem Gesamtkonzept des Hexenwesens. Hansen beschreibt dies so: «Sie (die Theologen) sehen in (den Hexen) verworfene Menschen, und zwar vornehmlich Angehörige des weiblichen Geschlechts, welche zunächst einen *Pakt mit dem Teufel* geschlossen hatten, um mit dessen Hilfe unter Anwendung von mancherlei *zauberischen Mitteln* ihren Mitmenschen an Leib und Leben, an Besitz, an Haustieren, oder an Saaten und Früchten Schädigungen aller Art zuzufügen; Menschen, die ferner an dem unter dem Vorsitz des Teufels stattfindenden *nächtlichen Sabbat* teilnahmen, auf diesem dem körperlich erscheinenden Teufel Verehrungen erweisen, dagegen Christus, Kirche und Sakramente frech verleugneten und schimpflich verhöhnten; Menschen, die sich zu diesem Sabbat ... mit teuflischer Hilfe in *schnellem Flug* durch die Lüfte hin begaben, untereinander und mit dem Teufel sich *geschlechtliche Ausschweifungen gröbster Art* zuschulden kommen ließen und eine *ketzerische Sekte* bilden; Menschen endlich, denen es ein leichtes war, sich in *Tiere zu verwandeln.*» Verschiedene, unverbundene Teile des Volksglaubens – Schadenszauber, Heilzauber, Teufelspakt, Teufelsbuhlschaft, Sabbat, Nachtfahren, Verwandlung in Tiere, usw. – wurden zu einem Syndrom gebündelt und zur Ketzerei erklärt. Wurde eine Frau, ein Mann, einer dieser Vergehen überführt, konnte man getrost annehmen, daß sie oder er auch die anderen begangen hatte – wer die Kuh des Nachbarn verhext hatte, flog auch mit dem Besen über die Luft und verkehrte wollüstig mit dem Teufel. Sogar über die Wollust der Hexe in den Armen des Teufels wurde lange theologisch gehandelt, bis man sie schließlich als wüst und schmerzhaft bewertete; schmerzhaft, weil das Glied des Teufels schuppig und borstig, und sein Samen eiskalt sei.

Dieses Hexenbild wird mit der *«Hexenbulle»* Papst Innozenz' VIII von 1484 offiziell und die Verfolgung und Vernichtung der Hexen mit den Mitteln der Inquisition angeordnet. Einige Jahre später, 1487, publizieren die deutschen Dominikaner Jakob Sprenger und Heinrich Institoris den *«Hexenhammer»*, der diese Position noch einmal detailliert erläutert und penibelste Vorschriften zum gerichtlichen Verfahren erläßt, einschließlich der Folter. Der *«Hexenhammer»* – übrigens eins der ersten Bücher, das mit der gerade erfundenen Buchdrucktechnik hergestellt wurde und deshalb massenhaft verbreitet werden konnte –, «ein unglaubliches Monstrum voll geistiger Sumpflust»[9], erscheint bis 1669 in 29 Auflagen, also fast 200 Jahre lang. Kein Papst hat sich je dagegen gewehrt, daß die *«Hexenbulle»* immer als Vorwort zum «Hexenhammer» erschien. Es wird nun deutlich: Die christliche Theorie des Volksglaubens schuf mit theologischer Tüftelei die Voraussetzungen dazu, diesen Glauben wirksam bekämpfen zu können. Wir stoßen hier, noch in der Vorgeschichte der Hexenverfolgung, zum erstenmal auf die Möglichkeit einer zweckrationalen Intention des Hexenwahns.

Soweit zur theologisch-wissenschaftlichen Vorgeschichte. Zur machtpolitischen nur einige Sätze: Seit dem 12. Jahrhundert zentralisierte die Kirche mit der Institution der Inquisition die Anwendung kirchlicher Gewalt gegen Andersdenkende. Sie schuf so die technisch-gesellschaftlichen Voraussetzungen für die Vernichtung der großen sozialreformerischen Ketzerbewegungen – Katharer, Waldenser –, gegen die sich die Inquisition zunächst richtete. Nachdem die Hexe – und das heißt: jede naturkundige Frau, potentiell *jede* Frau – als Ketzerin definiert worden war, konnte die erste zentralisiert «und planmäßig arbeitende Polizei der Neuzeit»[10], eben die Inquisition, auf diese angesetzt werden. Ohne die Inquisition ist die Hexenverfolgung nicht denkbar. Allerdings: Die staatliche Gewalt ist an der Hexenverfolgung gleichermaßen beteiligt. Ihr oblag die Hinrichtung der im Inquisitionsprozeß verurteilten Frauen, und sie erfüllte diese Aufgabe gewissenhaft.

Die großen Hexentheoretiker des 19. Jahrhunderts waren sich darin einig, daß es sich bei der Hexenverfolgung um einen religiös motivierten, massenhaften Durchbruch wahnhafter Affekte handelte, um ein letztes Aufbäumen mittelalterlicher Unvernunft. Hansen spricht z. B. von einer «vollständigen Entgleisung des menschlichen Geistes»[11], heraufbeschworen von der christlichen Kirche. Soldan und Heppe sehen in den Hexenprozessen «ein Ungeheuer, das an Furchtbarkeit alle Greuel des frühen Mittelalters übersteigt... eine Barbarei ohnegleichen».[12] Und sie, die Forscher des 19. Jahrhunderts, sehen in der Aufklärung der modernen Philosophie und der Naturwissenschaft diejenigen Kräfte, die mit «dieser ekelen Ausgeburt religiösen Wahns»[13] aufräumten. Die Forscher in diesem Jahrhundert, vornehmlich nach dem 2. Weltkrieg, kommen zu ganz anderen Schlüssen. Aus sehr unterschiedlichen Forschungsansätzen ergibt sich in vielfacher Gestalt, d. h. bei unterschiedlichen Schwerpunkten, immer wieder ein Ergebnis: Die Hexenverfolgung war nicht nur Wahn; sie war vor allem ein Ereignis von entsetzlicher Rationalität. Sie war Begleiterscheinung und Vehikel des Modernisierungsprozesses, aus dem die moderne bürgerliche Gesellschaft mit ihrem wissenschaftlichen Weltbild hervorging.

Wie ist diese These zu verstehen? Im Mittelalter bestand eine sehr eigenständige, lokal gebundene, mündlich tradierte Volkskultur. Sie war christlich geprägt, aber stark durchsetzt mit überkommenen vorchristlichen Vorstellungen. Diese besondere Weltanschauung war gekennzeichnet durch eine magisch-animistische Naturauffassung. «Die Menschen», sagt der sowjetische Forscher Aaron J. Gurewitsch, «bauten ihre Beziehungen zur Natur nicht nach dem Typ der ‹Subjekt-Objekt-Beziehung› auf, sondern gingen von der Überzeugung aus, daß Natur und Mensch organisch verwandt und magisch gleichermaßen beteiligt sind, daß sie eine intime Einheit bilden und sich wechselseitig durchdringen.»[14] Die Natur, natürliche Erscheinungen, werden als beseelt erlebt, man kann sie anrufen und beeinflussen mit magischen Ritualen. Hexerei ist Ausdruck eines animistischen Wissens um die Natur, eine magische Form der Lebensbewältigung, eine Möglichkeit, den überall lauernden Gefahren – Unwetter, Mißernten, Viehsterben, Krankheit und Tod – zu begegnen oder sie wenigstens zu erklären, zu deuten – oder eine Möglichkeit Rache, zu nehmen, Schaden zu stiften, Macht auszuüben. Das Verhältnis der Landbewohner zu den Zauberinnen und Hexen ist demgemäß zwiespältig: Mal sind sie «friedliche, gnädige Geschöpfe»[15], weise Frauen, die heilen, helfen, trösten; mal sind sie unheimliche Geschöpfe, die die Macht haben, Schaden und Verderben zuzufügen. Das magisch-animistische Weltbild, der Kirche lange ein Ärgernis, wird zum Ende des Mittelalters unzeitgemäß, tritt in scharfen Widerspruch zur gesellschaftlichen Entwicklung; gleichwohl ist es, vor allem auf dem Lande, noch sehr lebendig. Kirche, Staat und aufkommende bürgerliche Elite, das heißt die Gelehrten – eben *auch* die fortschrittlichsten Geister ihrer Zeit –, ziehen nun gemeinsam zu Felde gegen die «Intimität der heidnischen Beziehung des Menschen zur Natur»[16], sie wollen sie zerstören. «Ein *unheiliges* Bündnis (zwischen Mensch und Natur) – so sah es die Kirche; ein *fortschrittshemmendes* Bündnis – so mag es den Aufklärern erschienen sein», sagt Silvia Bovenschen[17]. *Unheilig*, weil die magische Vorstellung eine diesseitige Form der Lebensbewältigung darbot und «der Grundthese des Christentums widersprach, nach der die Natur ohne selbständigen Wert ist und nicht mehr darstellt als die Dienerin des Herrn»[18]. *Fortschrittshemmend* war das alte Bündnis mit der Natur, weil die magische Vorstellung dem «Siegeszug der instrumentellen Vernunft im Wege»[19] stand, die ja das animistische Weltbild überwinden wollte – und *mußte*. «Um die Menschen physisch und psychisch zu unterwerfen», folgert Robert Muchembled, ein französicher Kulturhistoriker, «und um den Akkulturationsprozeß auf dem Lande voranzutreiben, mußten Volksglaube und magische Praktiken ausgerottet werden.»[20]

Die Volkskultur wurde vor allem von Frauen praktiziert und weitergegeben, sie trugen diese mündlich überlieferte Kultur, sie waren ihr kollektives Gedächtnis. Jetzt wird verständlich, warum die Verfolgung vor allem Frauen traf und die Hexen: Die Frau repräsentierte das «innige Verhältnis» zur Natur, und so wurde sie, und ihre besonders kundige Schwester, die Hexe, als schlimmster Feind der vernünftigen Menschheit angesehen. Noch einmal Muchembled: «Mit Hilfe der Scheiterhaufen schwächte und verdrängte die dynamische Gelehrtenkultur bewußt oder unbewußt die alte statische Volkskultur, die eine große Widerstandskraft gegen Veränderungen darstellte... (Die Prozesse sollten) die Bauern von

Verbrechen, wie sie die Hexe angeblich begangen hatte, abhalten und ihre Bindung an das volkstümliche Weltbild zerstören.»[21]

Eine besonders beachtete Variante der Theorien, die «die furchtbare Rationalität der keineswegs wahnhaften Hexenjäger» betonen, haben die Bremer Bevölkerungswissenschaftler Gunnar Heinsohn und Otto Steiger[22] vorgelegt. Sie vermuten hinter den Massakern ein bevölkerungspolitisches Kalkül: Die Dezimierung der europäischen Bevölkerung im 14. Jahrhundert durch Pest und Hungersnot (von 73 auf 45 Millionen Menschen) führte zu einer bedrohlichen Verknappung der Arbeitskräfte für die Feudalherren. Die Hexenverfolgung zielte auf die Vernichtung des reichen Verhütungs- und Abtreibungswissens der weisen Frauen, das wichtiger Bestandteil der Volkskultur war, um den Bevölkerungsverlust auszugleichen. In der Tat geht dieses Verhütungswissen im Übergang zur Neuzeit offenbar weitgehend verloren. Die Bevölkerung wächst wieder, und dieses Wachstum führt schließlich zur sogenannten Bevölkerungsexplosion des 18. und 19. Jahrhunderts, womit diese – für Heinsohn und Steiger – auch gleich erklärt ist. Die Hexenforscher hatten bisher tatsächlich nicht genügend beachtet, daß unter den bekämpften Schadenszaubern der Liebes- und Fortpflanzungszauber eine ganz hervorragende Rolle spielen: Abtreibungs- und Verhütungsmagie, Verhexung der Zeugungskraft, der sexuellen Anziehung der Eheleute, der Leibesfrucht (Fehlgeburt), des Neugeborenen (Kindstod) – bis hin zum Weghexen des «Zeugungsgliedes». (Letzteres, so versicherten sich die männlichen Hexenverfolger aber erleichtert, könnten die Hexen nicht richtig, sie könnten lediglich bei einem Mann die Illusion hervorrufen, daß er kein Glied mehr habe.) So wurden vor allem die Hebammen – die Expertinnen für Liebes- und Fortpflanzungszauber – ins Visier genommen, die, wie der *«Hexenhammer»* sagt, «alle andern (Frauen) an Bosheit übertreffen».[23] Heinsohn und Steiger haben diese Gesichtspunkte sehr klar herausgearbeitet; in der Zuspitzung ihrer These, die alle anderen Denkansätze unbeirrt übersieht, wird ihre Position aber reduktionistisch und führt zu vielen Ungereimtheiten. So ist, zum Beispiel, die Bevölkerungskrise längst überwunden, als die Verfolgung zwischen 1560 und 1630 ihren Höhepunkt erreicht; so ist ihre Annahme waghalsig, daß der feudale Arbeitskräftemangel des 14. Jahrhunderts 400–500 Jahre später diejenigen Arbeitskräfte schafft, die für die «industrielle Revolution» dringend gebraucht werden. Die Bremer beschreiben *einen* Bereich der Volkskultur, der zerstört wird, nämlich die Volksmedizin. An deren Stelle kann nun die männerdominierte naturwissenschaftliche Medizin treten: Aus den Volkshebammen werden die vom Arzt überwachten Staatshebammen; aus der Volksheilkundigen wird der Arzt, aus der Kräuter- und Salbenkundigen der Apotheker.

Kein Zweifel: «Die zivilisierte Offensive (der Neuzeit) trägt die Hexenjagd zwangsläufig mit sich im Gepäck»[24] und damit die Barbarei. So ist für Trevor-Roper «der europäische Hexenwahn des 16. und 17. Jahrhunderts eine beständige Warnung für diejenigen, die versucht sind, sich die Entwicklung des menschlichen Fortschritts allzu einfach vorzustellen»[25]. Die Hexenverfolgung zeigt ein frühes Gesicht der «Dialektik der Aufklärung», des Umschlags von Rationalität in Irrationalität und umgekehrt, die Horkheimer und Adorno unter dem Eindruck des Nationalsozialismus analysiert haben.

Die Entdeckung des zweckrationalen Kerns der Hexenvernichtung darf aber nicht über die irrationale Seite, die sie *auch* hat, hinwegtäuschen, die Seite also, die die Forscher des 19. Jahrhunderts vor allem im Blick hatten: Haß, Grausamkeit, Gewalt, Lust an der Vernichtung durch Folter und Feuer – und apokalyptische Alpträume, die die Hexenverfolger an der wahnhaften Überzeugung festmachten, daß die Hexen an Zahl ständig und in unvorstellbarem (und unsichtbarem) Ausmaß zunahmen – wie eine tückische Pandemie.[26] Woher kommt die affektive Aufladung des Hexenwahns – nicht nur bei den Verfolgern, sondern zunehmend auch in der Bevölkerung, die die Hexe denunzierte, beschuldigte, in den Tod schickte, weil die Ehefrau fortgelaufen, das Korn verhagelt oder die Kuh verreckt war. Von der Komplizenschaft zwischen Richtern und Dorfbewohnern spricht Muchembled, und nach Trevor-Rover war der soziale Druck des Volkes die Kraft, ohne die der europäische Hexenwahn nie zur europäischen Bewegung geworden wäre. Das 16. und 17. Jahrhundert waren Zeiten radikalen, unvorstellbaren Umbruchs, der Auflösung der alten Feudalordnung, der Auflösung der alten Denkgewohnheiten, der Unsicherheit, der Reformation, der permanenten Religionskriege – also Zeiten, die kollektive Hysterie und Panikbereitschaft, apokalyptische Stimmung und den Umschlag von Lebensangst in Verfolgungswut mit sich bringen. In der Tat gibt es Hinweise dafür, daß Prozesse und Verbrennungen in Zeiten katastrophaler Krisenzuspitzungen besonders anstiegen.[27]

Aber ich will auf etwas anderes hinaus: auf Frauenhaß und Sexualunterdrückung. Der englische Historiker Keith Tomas hat darauf hingewiesen, daß die Hexenverfolgung zu einer Zeit stattfindet, in der die Sexualität der Frau allgemein als unersättlich aufgefaßt wird, und daß die Verfolgung aufhört, als sich die Vorstellung durchsetzt, Frauen seien «sexuell passiv und ohne jede Lüsternheit».[28] Der *«Hexenhammer»* widmet ein ganzes Kapitel dem Wesen der Frau, in dem die Verfasser «aus dem Schatze ihrer Belesenheit in längeren Darlegungen emsig alles zusammentragen, wa sich irgend zu ungunsten der Frau sagen läßt».[29]

Danach[30] sind die Frauen schwach an körperlichen und geistigen Gaben («nie hat ein Weib Philosophie verstanden»); sie sind untreu und unsicher im Glauben; aber in *erster Linie* sind sie triebhaft und voller Verführungskraft: Das «Weib ist fleischlicher gesinnt als der Mann, wie es aus den vielen fleischlichen Unflätereien ersichtlich ist»; «Alles geschieht aus fleischlicher Begierde, die bei ihr unersättlich ist»; «Selbst ein gutes Weib ist unterlegen der Begehrlichkeit des Fleisches..., so daß unter Weib verstanden wird die Begehrlichkeit des Fleisches.» Und da die «Macht der Dämonen in den Lenden der Menschen» liegt, in der Sexualität also, sei die Frau der Einflüsterung des Teufels besonders ausgeliefert, «um ihre Begierden zu stillen». Die Vorstellungen von der Triebhaftigkeit und der unbändigen, gesellschaftssprengenden (die neue Gesellschaft sprengenden) «Natur» der Frau verdichten sich in den Phantasien vom Sabbat, dieser sexuellen und blasphemischen Orgie, in der kein Tabu ungebrochen bleibt, der eine Metapher für größtmöglichen Tabubruch ist, und bei dem die Frau eine zentrale Rolle spielt. So viel Sinnlichkeit ist verlockend, vor allem aber *bedrohlich*. Auch dies bringt der *«Hexenhammer»* plastisch zum Ausdruck, wenn er über die Frau sagt: «Ihr Anblick ist schön, die Berührung garstig, der Umgang tödlich»; je näher man ihr kommt, desto größer wird die Gefahr. Woher rührt diese Gefahr?

Claudia Honegger[31] hat ausgeführt, daß mit dem Durchsetzen der instrumentellen Vernunft, des neuen, *beherrschenden* Verhältnisses zur Natur, der Mensch sich auch seiner inneren Natur entfremdete, in ein feindseliges Verhältnis zu seiner eigenen «Natürlichkeit», seiner Körperlichkeit, seiner Triebe trat. Diese verdrängte Seite fand er wieder in den «natürlichen» Menschen, deren Sinnlichkeit oder vermeintliche Sinnlichkeit ihn provozierten, Angst vor dem Chaos hervorriefen. Und so verfolgte er mit Wut und unglaublicher Brutalität «die Hexen als die Verkörperung des chaotischen Naturprinzips» und bekämpfte in ihr auch seine eigene Natur, projiziert seine wüstesten Triebe auf Hexen und Teufel.

Im Kampf gegen das «verwünschte Naturprinzip» wird auch die Frau domestiziert, in einem langen Prozeß entsteht aus dem sexualisierten Frauenbild des Mittelalters das entsexualisierte des Bürgertums – wie eine Reaktionsbildung gegen den Mythos von der Natur der Frau. Damit verlor die Frau ihre Gefährlichkeit, zum Teil; die Hexe wurde verzichtbar. Ihre kleinen Schwestern, die «vulgäre Frau», die Dirne, die Megären in der Pornographie der Viktorianer, waren nur noch schwacher Abglanz ihrer ehemaligen Macht.

Das Lob der asexuellen Frau wurde allerdings schon zu Ende des Mittelalters begründet, ebenso wie die Aufsplitterung des Frauenbildes in «gut» und «böse» – und zwar von den gleichen Kräften, die die Hexe erschaffen haben: Zeitgleich mit der theologischen Vorbereitung der blutigsten Frauenverfolgung der Weltgeschichte kommt es zur Idealisierung, Erhöhung und Verehrung der Maria. Auf dem Basler Konzil (1431–1449), nur wenige Jahre vor *«Hexenbulle»* und *«Hexenhammer»*, wird die Lehre von der unbefleckten Empfängnis Marias festgeschrieben. Für Silvia Bovenschen ist der innere Bezug dieser Ereignisse nicht zu übersehen: Auf der einen Seite die Hexe als «Verkörperung der rebellierenden» Natur, auf der anderen Maria, «die Denaturierte, die Entsinnlichte, die Frau mit der unbefleckten Empfängnis» als Verkörperung der «beherrschten Natur».[32]

Die Entwicklung der Moderne verdankt sich der Auslöschung der Volkskultur und damit auch der Hexenverfolgung; und zugleich machte der Durchbruch, der Sieg der Moderne der Hexenverfolgung ein Ende. Das ist eine der vielen verwirrenden Aspekte, der auf die Komplexität des Hexenphänomens verweist. «Der Triumph der systematischen, dem Diktat einer formalistischen Vernunft unterworfenen Naturaneignung als Naturbeherrschung führte zur Entsakrilisierung der äußeren

Welt», sagt Claudia Honegger[33]. Die Gelehrten, die die Hexenverfolgung einst legitimierten, erklären sie nun mit dem Geist des Fortschritts als unvereinbar. So steckt im Modernisierungsprozeß, in Aufklärung und Aufkommen der bürgerlichen Gesellschaft und Wissenschaft beides: Die Anzettelung, Organisation und Durchführung der Vernichtung zahlloser Frauen durch die Scheiterhaufen *und* die Überwindung dieses «rationalen Wahns». Auf der Strecke blieben die Frauen, nicht nur die gefolterten und verbrannten: Sie büßten ihre Rolle als Kulturträgerinnen ein, jahrhundertelang. Jules Michelet aber hatte schon vor 130 Jahren eine Vision: Die weise Frau, meint er, «ist untergegangen und mußte untergehen ... hauptsächlich durch den Fortschritt der Wissenschaften selbst, welche *sie* begonnen hat, durch den Arzt, den Naturalist, für welchen sie gearbeitet hatte ... Aber sie wird zu den Wissenschaften zurückkehren und wieder die Milde und Menschlichkeit dahin bringen, wie ein Lächeln der Natur.»[34]

Pornographie
oder
Macht und Unterwerfung als sexuelles Stimulans

Ich stelle mir vor, daß viele Männer und Frauen auf das Lesen oder Ansehen pornographischer Stücke so reagieren: Mit Neugierde; mit Empörung, Abscheu und Wut über das darin transportierte Bild von der Frau, vom Mann und von der Sexualität; mit großen intellektuellen Vorbehalten gegen die miese ästhetische Qualität und die profunde Einfallslosigkeit, die den meisten pornographischen Produkten eigen ist; mit moralischen und politischen Bedenken gegen die Machtbesessenheit, Brutalität und Durchsexualisierung von Beziehungen zwischen Menschen; mit Scham, weil Intimes so bloßgestellt wird; mit Ärger, weil Pornographie auch die eigenen geheimen Phantasien enthält und enthüllt; mit Angst, weil sie uneingestandene Wünsche weckt oder sichtbar macht, wenn man ehrlich ist; und natürlich sexuell angezogen und stimuliert auch oder gerade dann, wenn man sich das nicht zugestehen will, dies überspielt mit rationalen oder rationalisierenden Vorbehalten, die dann die Diskussion schnell auf ein sicheres Gleis schieben: ein gesellschaftskritisches, kulturpessimistisches, feministisches. Alle dann geäußerten Bedenken – Sexualität als Ware, Sexualität als Konsum, Sexualität als Unterdrückung und Diffamierung von Frauen, Reduzierung der Frauen zum Objekt usw. usf. – sind auch richtig. Sie sind aber auch so bekannt, daß ich sie hier nicht noch einmal abzuhandeln brauche.

Wild gemischte Gefühle also ruft die Konfrontation mit Pornographie hervor. Das ist kein Wunder. Pornographie wird massenhaft produziert und konsumiert, also muß sie auch massenhaft etwas ansprechen. Pornographische Stücke sind gesellschaftliche und psychologische Dokumente[1], die etwas über die sexuellen Verhältnisse in dieser Gesellschaft und in uns selbst aussagen. Pornographie ist dabei nicht konstruiert wie sexuelle Wirklichkeit. Das ist das letzte, was sie abbilden will: sexuelle Realität, das, was sich tatsächlich abspielt. Kein Mensch würde das kaufen. Vielmehr ist sie konstruiert wie sexuelle Phantasien und Tagträume, so unwirklich, so größenwahnsinnig, so märchenhaft, so unlogisch und auch so stereotyp.

Was sexuelle Phantasien so aufregend, so faszinierend macht, sind nicht in erster Linie die darin vorgestellten konkreten sexuellen Vorgänge, sondern die Story und deren geheime psychologische Bedeutung.[2] Sexuelle Phantasien inszenieren Konflikte, stellen Ängste dar, lösen sie kurzfristig auf, sie beziehen ihre Dynamik und Stärke aus nicht-sexuellen Affekten, aus Feindseligkeit, Macht, Triumph, Befreiung von Angst, Größenvorstellungen – ich habe das im Kapitel über die Perversionen dargestellt. Pornographie enthält – so phantasielos sie zu sein scheint – in verschlüsselter Form *kollektive* sexuelle Phantasien, und gerade in der sogenannten normalen heterosexuellen, von «perversen» Inhalten im engeren Sinne und körperlichen Gewalt (fast) freien Pornographie äußern sich weitverbreitete sexuelle Phantasien – und je verbreiteter, beliebter ein pornographisches Werk ist, desto allgemeiner ist die Phantasie, die das Stück befördert.

Welche Phantasien sind das? In der Pornographie schlingt die Sexualität auf «kannibalische Weise», wie Susan Sontag[3] sagt, alle Erscheinungsweisen in sich hinein. Die Welt besteht aus nichts anderem als Sexualität. Immerwährende Begierde, unstillbare Lust, verfügbare Sexualobjekte, die immer zu allem bereit sind oder bereit gemacht werden, permanenter Genuß. Es ist wie im Schlaraffenland, in dem man ißt und trinkt, trinkt und ißt, aber – und das ist das Ideal – ohne daß Hunger und Durst nachlassen. Der Orgasmus reizt nur die Lüsternheit nach dem nächsten. Das wäre auch schlimm, wenn das Bedürfnis ausginge, denn in Pornotopia, wie Steven Marcus[4] die Welt der Pornographie nennt, leben die Menschen nur, solange sie geil sind oder geil machen. Ein sexuell Befriedigter oder gar ein sexuell Bedürfnisloser wäre ein chronischer Störenfried, ein notorischer Querulant in Pornotopia. Wie in den Köpfen vieler zeitgenössischer Sexualforscher (vgl. S. 9f) wird auch in der Pornographie Sexualität zu einem Bild für die totale Ware: Sie wird ständig verbraucht, und da ihr Konsum keine absatzmindernde «bedürfnislose Zeit» schafft, wird sie auch permanent produziert. Stellte Pornographie vor 100 Jahren die bürgerliche Ethik auf den Kopf und hielt der Moral von Verzicht, Haushalten, Askese triumphierend die verpönte Welt des Überflusses entgegen, so ist ihre Konsumorgie heute den sozioökonomischen Überflußverhältnissen nur noch konform.

Das ist die eine Seite: nicht enden wollende Lust. Und die andere: Pornographie zeigt eine durch und durch unfriedliche Sexualität, sie steckt voller Gemeinheit, Feindseligkeit, Brutalität, Gewalt, Demütigung, Rache; sie inszeniert fortwährend Unterwerfung und Beherrschung, Kampf um die Kontrolle des Partners, ist ähnlich wie die Perversion eine erotische Form von Haß. Auch wenn – wie bei der Mehrheit pornographischer Produkte – Fesseln und Peitschen nicht vorkommen und auch keine physische Gewalt, ist *Sadomasochismus* das eigentliche Leitthema der Pornographie. Opfer sind auf den ersten Blick immer die Frauen. Schon die Choreographie der Stellungen zeigt durchweg Herrscherposen: Mundverkehr, bei dem die Frau vor dem Mann kniet, der sich lässig zurücklehnt; Geschlechtsverkehr von hinten in der Manier eines Herrenreiters;

der Körper der Frau wird mit dem zur Waffe gewordenen Penis durchgewalkt und durchgeschüttelt; Frauen stöhnen vor Lust und vor Gefügigkeit, Lust, die sie oft gegen ihren Willen überkommt, die Männer mit ihrem Willen, ihrer Potenz bewirken – das ist die phantasierte Macht der Männer in der Pornographie.

Andrea Dworkin[5], eine US-amerikanische Feministin, die die Gewalt des Mannes gegen Frauen in der Pornographie am radikalsten analysiert hat, findet die Machtverhältnisse selbst in Bildern, wo Männer gar nicht vorkommen und scheinbar lesbische Szenen dargestellt werden. Sie beschreibt ein Bild, auf dem zwei Frauen halb bekleidet beieinanderliegen, und deutet die Phantasien hinter dem Bild, das Männern zum Kauf angeboten wird, so: «Die Kamera repräsentiert den Penis, und der Betrachter ist der männliche Teilnehmer dieser Szene ... Zwar ist kein Mann im Zimmer, aber die Frauen sind zu seinem Genuß angeordnet. Sein Geld macht das Foto, sein Geld kauft das Foto: Er macht und konsumiert die Frauen. In dieser Komposition definiert und kontrolliert der Mann das Bild von der Lesbe. Die Lesbe wird kolonialisiert... Männliche Macht dringt erobernd in den Privatbereich zweier Frauen ein ... Die Macht des Mannes ist allgegenwärtig und allumfassend, sogar, wenn er abwesend oder unsichtbar ist... Der Genuß des Mannes fordert die Auslöschung der weiblichen Integrität. Es gibt keinen Privatbereich, keine verschlossenen Türen, keine Selbstbestimmtheit für Frauen untereinander in der Welt der Pornographie.»[6]

Anonymität gehört zum sadomasochistischen Arrangement der Pornographie. Lust ist nur mit Fremden möglich, kein Liebespaar liebt sich hier. Es kommen nur Menschen vor, die nichts miteinander zu tun haben. Sexualität ist körperliche Intimität und maximale Ferne zugleich. Ein heißer Augenkontakt auf der Straße – in der nächsten Szene sieht man das Paar beim Geschlechtsverkehr. Sehen, sich verfallen, sich lösen oder abprallen, das ist das Drehbuch. Und noch in der Vereinigung sind sie getrennt, denn zwischen die Körper zwängt sich – bei Bild und Film – immer noch die Kamera. Den anderen zum Objekt machen, *Fetischisierung*, gehört schließlich in diese sadomasochistische Welt, also die Degradierung des anderen zur Unperson, zur Figur. Strümpfe, Dessous, hochhackige Stiefel, man könnte den Eindruck gewinnen, zwei völlig nackte Menschen wären für den Betrachter ein Schock. Der Oberfetisch aber ist der Penis, Objekt höchster Verehrung und Objekt höchster Selbstbewunderung.

Macht und Unterwerfung, Anonymität und Fetischisierung – richtet sich das alles nur gegen die Frau? Für Andrea Dworkin ist die Antwort klar: Pornographie ist ein objektives und reales Abbild der Geschlechtsverhältnisse in unserer Gesellschaft. Deshalb ist männliche Macht das Hauptthema der Pornographie. Im männlichen Denken ist Sexualität der Penis, der Penis ist sexuelle Macht, sein Gebrauch «in fucking» ist Männlichkeit. Wenn Frauen in der Pornographie Gewaltsamkeit wollen und genießen – ein häufiges Thema in der Pornographie –, dann seien das eben keine Frauen, sondern pornographische Phantasiegestalten der Männer. Es ist für Dworkin männlicher Wahn und Machtanspruch in letzter Konsequenz, daß das, was die Männer wollen, in der Pornographie letztlich auch die Frauen wollen, daß sie dies nur nicht wissen – männliches Durchsetzen, männlicher Zwang bis zur Vergewaltigung aktualisieren also nur die schlafende Sinnlichkeit der Frau, befreien ihre sinnliche Natur. Dieses Konzept von der masochistischen Frau sei nichts als die projektive Verleugnung des realen männlichen Sadismus. Für Dworkin wird ein Grundzug männlicher Sexualität in der Pornographie unverhüllt deutlich: Der Motor männlicher Sexualität ist Macht und Unterwerfung, Sexualität und Gewalt sind beim Mann zusammengebrannt. Damit ist sie der schon besprochenen Position des Psychoanalytikers Robert

J. Stoller[7] nahe, der Feindseligkeit für ein wichtiges Ingredienz der Erotik ansieht, mit einem Unterschied: bei Männern *und* bei Frauen.

Dworkin liefert eine scharfsinnige Analyse des Verhältnisses von Sexualität und Macht bei Männern – und sie hat recht. Dennoch ist ihre Antwort auf die Frage nach der Geschlechtsverteilung sexueller Macht verzerrt. Sie betrachtet praktisch nur eine Seite der Münze, und die beschreibt sie genau und pointiert. Die andere Seite betrachtet sie nicht, sie blendet sie aus. Frauen sind für sie immer Opfer. Dworkin kann diese Seite ausblenden, weil sie an keiner Stelle ihres Buches die Frage behandelt, ob und wie Frauen auf Pornographie reagieren, so als gäbe es diese Reaktionen nicht oder als seien sie nur Wut. Ihre Reaktionen aber sind von denen der Männer im Grundsatz nicht so unterschiedlich, sie sind sie so «gemischt», wie eingangs beschrieben, wenn auch Abwehr, Angst und Abscheu größer sein dürften.[8] Es wäre auch merkwürdig, wäre es anders. Schließlich haben Frauen auch sexuelle Phantasien, und auch ihre kollektiven Phantasien werden von der Pornographie befördert, zumal sich die neue Pornographie, die Videopornographie, auch an Frauen wendet; sie wird nicht allein für Männer gemacht, sondern für Paare, nicht für die Kaschemme oder den Herrenclub, sondern für das eheliche Schlafzimmer.

Ein Thema, das in der Pornographie endlos abgehandelt wird, ist folgendes: Eine betörende Frau tritt auf, wirft Blicke, schwenkt Hüften, und die Männer dackeln hinterher wie enthirnt, magisch angezogen, automatengleich. Das «Drehbuch» solcher Szenen ist ähnlich wie in der Phantasie der Frau (s. S. 113), die sich vorstellt, den biederen Vertreter mit einigen lasziven Bewegungen so außer sich zu bringen, daß er sich auf sie stürzt. So funktioniert in zahllosen pornographischen Werken die phantasierte Macht der Frauen: Männer unterliegen der unwiderstehlichen, geheimnisvollen Anziehung der Frauen, ob sie (die Männer) wollen oder nicht, ihre (der Frauen) Attraktivität ist schlagend, ihrer Erotik ist nicht zu entkommen. Natürlich ergibt sich die gefährliche Frau in der Pornographie dem Mann, lustgeschüttelt. Aber dies kann man auch so sehen oder phantasieren: Ausgeliefert ist sie durch die Stärke *ihrer* Begierde, ohnmächtig durch die Macht *ihrer* Affekte, denen zum Vergleich die Emotionen der Männer in der Pornographie merkwürdig leblos, blaß, kläglich wirken; sie spulen ihr mühseliges Potenzprogramm eher unbeteiligt ab, müssen *physiologisch* Zeugnis ablegen von ihrer Erregung, kein Samenerguß darf unsichtbar, unbewiesen bleiben. Sind Männer zu schwach, um sich leisten zu können, derart die Kontrolle zu verlieren? «Wenn Frauen von Überwältigung träumen», sagt Jutta Brückner[9], eine Berliner Filmautorin, «dann ist das nicht der Wunsch nach Vergewaltigung im dreckigen Hausflur, sondern der Wunsch nach Überwältigtwerden durch die eigenen Sinne.» Durch die *eigenen* Sinne, also nicht durch den Mann, über ihn triumphierend. Der männliche Betrachter wird das anders deuten und anders phantasieren. So liefert Pornographie Männern und Frauen unterschiedliche Projektionsschirme für ihre Machtphantasien.

Kurz: Selbst in der Pornographie sind die Machtverhältnisse zwischen Mann und Frau komplizierter, als sie auf den ersten Blick erscheinen. Wenn Dworkin oder einige andere Feministinnen das übersehen, weben sie an einer neuen Unschuldslegende der Frau, voll reiner, liebevoller Sexualität, ohne Arg und Trug und Boshaftigkeit, und besorgen eine neue, diesmal feministische Entsexualisierung der Frau. Doch Frauen können ihre Hände nicht in Unschuld waschen. Angstbewältigung, Macht und Feindseligkeit sind auch ein Motor der weiblichen Sexualität, dies zu leugnen hieße, Frauen mit dem Etikett «Friedfertigkeit» zu kastrieren. Zwar ist die Art der Macht, die

Frauen im Sexuellen ausüben und phantasieren, eine andere, sie ist hintergründiger, weniger direkt, sehr viel seltener körperlich und gewalttätig als die der Männer. Und das Machtthema spielt in der Sexualität der Männer vermutlich eine größere Rolle: Das weitaus häufigere Vorkommen der Perversionen bei Männern, ihr größeres Interesse an der Pornographie, die größere Häufigkeit sexueller Phantasien bei der Masturbation sind einige Indizien dafür. Deshalb gibt es für Frauen, wie Ann Bar Snitow[10] sagt, eine besondere Art der Pornographie, die romantische Trivialliteratur, den «Liebesroman aus der Retorte», der *auch* eine Allmachtsphantasie enthält: «Brutale männliche Sexualität verwandelt sich wie durch Zauberei in romantische Liebe» – durch die Frau; der Mann wird durch sie ein anderer, er wird gerettet, gezähmt. Die Schlußfolgerung von Snitow, daß die «sexistische Gesellschaft zwei Sorten von Pornographie» hervorbringt, eine für den Mann und eine für die Frau, halte ich aber für falsch: Die herkömmliche Pornographie ist *auch* Pornographie für Frauen.

Ohne Macht und Unterwerfung, ohne Triumph und Demütigung ist Pornographie nicht denkbar, gar nicht existent. Insofern ist Pornographie nicht harmlos. Über ihre Auswirkungen gibt es verschiedene Annahmen oder Glaubenssätze: Die *Entlastungsthese*, derzufolge Pornographie die Umsetzung gefährlicher sexueller Impulse in Handeln vermeiden hilft, die Tendenz zu sexuellen Straf- und Gewalttaten reduziert; die *Immunthese*, derzufolge nur solche Pornographie interessiert und konsumiert wird, die zu den eigenen erotischen Phantasien und Vorlieben paßt, Pornographie die sexuelle Eigenart eines Menschen also nicht umdrehen, «pervertieren» kann. Und die *Ansteckungs-* und *Degenerationsthese*, derzufolge Pornographie die Sexualität (der Männer) brutalisiert, sie zu Frauenverachtung, -haß und -vernichtung degenerieren läßt. Die Wissenschaft kann in dieser Auseinandersetzung wieder einmal alles und nichts bestätigen, ihre Beobachtungen und Berichte wechseln mit dem Zeitgeist.[11] *Der* aber ist gerade auf der Seite der Ansteckungsthese. Nach Andrea Dworkin kann sich das männliche Sexualverhalten, knetgummigleich, «total ändern, um sich den jeweiligen Gewalttaten und Erniedrigungen anzupassen, die die Pornographie gerade propagiert»[12]. Das ist natürlich Unsinn, weil sexuelle Gewohnheiten nicht beliebig gewechselt werden können, aber es bringt die gegenwärtige Pornographiedebatte auf den Punkt: Die Ursache, der Motor von sexueller Gewalt und Frauendiskriminierung ist die Pornographie, sie ist nicht Symptom, Indikator, Ausdruck, sondern Beweger – weitere gesellschaftliche Analysen, weiteres Nachdenken sind überflüssig.

Die Konsequenz ist klar: Abschaffen, verbieten. Mit einigen Jahren Verzögerung zur US-amerikanischen Entwicklung tragen Alice Schwarzer und die Emma-Redaktion diese Forderung Ende 1987 in die Bundesrepublik.[13] Und da hier Pornographie verboten ist, sofern sie Gewalt oder sexuelle Handlungen mit Kindern zeigt, gilt die neue Verfolgung im Grunde allen Darstellungen, die geeignet sind, sexuell anzureizen. Von der «hard-core»-Pornographie, über Romane und Filme mit sexuellen Szenen bis zur Strumpfreklame an den Litfaßsäulen: Jede Frau und alle Vereinigungen, die sich für die Gleichberechtigung der Frau einsetzen, sollen auf Unterlaß und Schadensersatz klagen können, wenn sie eine Darstellung in Wort und Bild für sexuell erniedrigend halten oder empfinden.[14] Nun lohnt es sich wahrlich nicht, *für* Pornographie auf die Barrikaden zu gehen. Aber die geforderte Ausdehnung der Gesetzgebung eröffnet die Möglichkeit weitreichender Zensur. Die Emma-Serie, an deren Ende das Antipornographiegesetz steht, beginnt bezeichnenderweise mit der Fallgeschichte einer floriden, fortschreitenden Infektion: Sophia berichtet, daß sie vor den geheimen Wünschen ihres Freundes Angst hat, nicht mehr mit ihm schlafen mag, seitdem sie weiß, daß er in Peepshows geht und seit Jahren Pornohefte liest – immer mehr und immer härtere. *Angefangen* aber habe alles mit der Lektüre von Henry Miller, dessen Gesamtwerk im Bücherbord des Freundes prangt. Wird es auch wieder *enden* bei Henry Miller? Bei Indizierungsanträgen gegen Literaten? Bei Prozessen, Gutachten und Gegengutachten, tüfteligen Erörterungen von Provinzgerichten, was Kunst sei und was nicht, wie in den 60er Jahren? Deshalb bin ich gegen eine Verschärfung der Gesetze – und weil dieser militante Kampf gegen die Pornographie auch immer ein Kampf gegen die Sexualität ist: Hygienevorschrift für eine saubere oder für moralisch richtig erachtete Sexualität. «Welch eine Travestie auf die Emanzipation beider Geschlechter», klagt John Money mit Recht.[16]

Woher kommen Sadomasochismus, Anonymität, Fetischismus, die ganze Feindseligkeit in der Pornographie? Sie sind offenbar ein Ausdruck von und ein Umgehen mit tiefen Sexualängsten. Diese Angst schimmert allenthalben durch die pornographischen Stücke, sie sind «wie das einsame Singen des Kindes im finsteren Wald».[17] So zeigt Pornographie die Zerrissenheit sexuellen Erlebens: *größte Lust* – aber damit man nicht in ihr untergeht, bleibt man sich fremd; *größte Intimität* – aber damit man sich nicht auflöst, behält man die Kontrolle über den Partner, notfalls mit Gewalt; *größte körperliche Nähe* – aber damit man nicht in ihr versinkt, hält man sich den anderen vom Leibe, indem man ihn zur Sache, zum Fetisch degradiert; *größte Potenz und Attraktivität*, narzißtischer Glanz – aber damit das grandiose Bild der eigenen Männlichkeit/Weiblichkeit nicht zerstiebt, macht man den anderen fertig, im doppelten Wortsinn, bevor er einen fertigmacht; *größte Sinnenhaftigkeit* – aber damit das Triebhafte gebändigt bleibt, sind die Körper zugleich schön, jung, braungebrannt, sauber, schwitzen nicht, stinken nicht, reine Bilder und Bilder der Reinlichkeit; *größte Abhängigkeit in den gegenseitigen Wünschen* – aber damit man unabhängig bleibt, drischt man auf den ein, der diese Wünsche weckt, und damit auch auf seine eigenen Wünsche; *größte Grenz- und Normenüberschreitung* – und zugleich Absicherung nach allen Seiten mit Ritualen und Reglementierungen, konformen Rollenklischees.

Wie es die Perversionen im Einzelfall tun, so inszeniert die Pornographie kollektive Beschädigungen der Sexualität, Beschädigungen, die allen in größerem oder kleinerem Maße eigen sind, Beschädigungen, die, wie ich gezeigt habe, aus der Bedürfnisgeschichte, aus der Beziehungsgeschichte und aus der Geschichte als Mann oder Frau stammen. Pornographie drückt aber immer auch in sehr verzerrter Weise unerfüllbare Sehnsüchte aus, kindliche Paradiesphantasien von sattem Glück und ungezähmter, ekstatischer Lust – und die Wut in der Pornographie stammt zum Teil auch aus dem geheimen Wissen, daß diese Sehnsüchte so gefährlich und deshalb nicht zu verwirklichen sind.

Von liberal-aufgeklärter Seite wird oft behauptet, daß die Pornographie eine Sumpfblüte sexueller Unterdrückung ist, ein Erbe jahrhundertealter sexueller Verklemmungen, die sich in ihr Bahn brechen. Verhunzt durch die Unterdrückung, hat die Sexualität in der Pornographie nur noch eine entstellte Fratze. Wie alles, so wird weiter behauptet, was sexuell von Übel ist – Perversionen, sexuelle Störungen, sexuelle Gewalt, Promiskuität –, wird Pornographie mit sexueller Freizügigkeit endlich verschwinden. Die sexuelle Befreiung mache nicht nur frei, sondern auch alles schön ordentlich, anständig, sauber und appetitlich. Marilyn French[18] hat diese These jüngst vertreten und aufs allerschönste mit Hygiene verbunden: «Sexualität ohne Beimischung von Macht und Aggression und ohne die Gefahr der Übertragung von Krankheiten ist ein reiner (!) Akt der Lust.» Diese verbreitete aufgeklärte These, eine neue Saubermannthese, verkennt die sehr frühen biographischen Belastungen des Sexuellen mit fundamentalen Ängsten und Konflikten, die keine Liberalisierung hinwegfegt. Pornographie ist *ein* Symptom dieser Ängste und Konflikte.

Eine andere Art, mit diesen Ängsten umzugehen, ist ihre Bannung durch Ritualisierung, durch technische Handanweisungen, durch genormte sexuelle Verkehrsformen, die jedem zeigen, wohin es geht, oder durch die Institutionalisierung der Sexualität, z. B. in der Ehe. Andere Bewältigungsversuche sind Wendung gegen andere und Projektion; das Böse der eigenen Sexualität wird hineingesehen, hineinverlagert in andere, z. B. in sexuelle Minderheiten, und bei diesen grausam verfolgt – oder mit Gesetzen geahndet; oder die Verkehrung von Angst und Wut ins Gegenteil, in eine totale Zärtlichkeitsideologie, die die dunklen Seiten der Sexualität verleugnet und in der alles sanft, freundlich, friedlich, nur noch liebevoll zugeht – kuschelige Orgasmen in Blumenmeer und Gräserduft. Die Pornographie verhöhnt die Tröstungen solcher scheinfriedlichen Ideologien und die Prediger einer pur zärtlichen, von jedem Arg und jeder Bosheit gesäuberten Sexualität, und hier ist das verlogene Balg Pornographie ausnahmsweise einmal ehrlich.

Bevor man sich also von der Pornographie mit Grauen abwendet, von ihrer platten Motorik, ihren dumpf-stumpfsinnigen Wiederholungen und ihrer heiß-kalten Brutalität, sollte man von ihr lernen, was Susan Sontag[19] treffend so formuliert hat: Die Pornographie widerlege die Annahme, «der Sexualtrieb des Menschen sei, wenn er sich nur ungestört entfalten könnte, eine ebenso natürliche wie erfreuliche Angelegenheit, und ‹das Obszöne› sei... der Natur von der Gesellschaft aufgezwungen, die in der Überzeugung lebe, daß... am sexuellen Vergnügen etwas Anrüchiges sei». Die Sexualität, so fährt sie fort, «bleibt eine der dämonischen Mächte..., eine Macht, die immer wieder verbotene und gefährliche Wünsche in uns weckt... jenseits von Gut und Böse, jenseits der Liebe und jenseits geistiger Normalität».

Zur Geschlechterfrage
oder
Von der Unauflösbarkeit der Konflikte

Frauen sind in dieser Gesellschaft unterdrückt, ausgebeutet, unterprivilegiert. Das ist zunächst noch einmal klarzustellen, wenn man über das Verhältnis von Männern und Frauen spricht. Frauen werden beruflich diskriminiert; sie erhalten weniger Geld für gleiche Arbeit, werden als Reservearmee auf dem Arbeitsmarkt benutzt, die man je nach Wirtschaftslage zur Arbeit heranzieht oder wieder nach Hause schickt, sie sind entsprechend besonders häufig arbeitslos; sie erhalten eine geringere Berufsausbildung, so daß Frauenarbeit oft unqualifizierte Arbeit ist. In meinem Arbeitsbereich, der Universität, sind 40 Prozent der Studierenden Frauen; bei den Assistenten sind es weniger als 20 Prozent, bei den Professoren ungefähr fünf Prozent.

Frauen stehen im öffentlichen Leben am Rand, werden ferngehalten oder halten sich fern aus politischen Gremien, aus Parteiämtern, Gewerkschaftsämtern, aus einflußreichen Positionen in der Wirtschaft oder bei Interessengruppen; ihr Anteil wird auch hier jeweils desto geringer, je höher es die Hierarchieleiter hinaufgeht, je höher die Machtposition ist. Frauen sind oft doppelt belastet durch Hausarbeit, Kindererziehung und Beruf. Neben der Berufsarbeit wird die Frau für die Versorgung und Erholung der Familie verantwortlich gemacht und ganz besonders auch für die emotionale Reproduktion des Mannes: für seine Auffrischung und Aufmöbelung, tröstend, sorgend und sexuell natürlich. Die Einseitigkeit dieses Service macht den Mann emotional angewiesener, die Frau aber, die zuwenig bekommt, emotional unzufriedener. Ist sie nicht doppelt belastet, dann ist sie finanziell vom Mann abhängig und der öffentlichen Produktion, dem öffentlichen Leben entzogen, allein für Privates zuständig. Das alles ist bis zum Überdruß bekannt, und es sind auch nur wenige Beispiele für die Tatsache, daß Frauen vielfach Opfer der gesellschaftlichen Machtverhältnisse sind.

Besonders brutal manifestieren sich diese Machtverhältnisse in der Sexualität. «Hier (in den USA) wird alle 18 Sekunden eine Frau verprügelt: von ihrem Ehemann oder dem Mann, mit dem sie lebt, nicht von einem Verrückten in einem Park... Vergewaltigt wird eine Frau alle drei Minuten, in nahezu der Hälfte der Fälle von jemandem, den sie kennt... Jedes Jahr werden 16000 neue Fälle von Vater-Tochter-Inzest bekannt», schreibt Andrea Dworkin in ihrem «Brief aus einem Kriegsgebiet».[1] Die allgegenwärtige sexuelle Gewalt gegen Frauen wird immer wieder verleugnet, verharmlost als seltene Panne in der beschworenen Harmonie der Geschlechter. Doch das Verleugnete meldet sich mit aller Kraft wieder zu Wort, wie bei Dworkin, und ist dann, wie die Wiederkehr des Verdrängten, bestimmend und vorherrschend, alle Männer sind dann Täter und alle Frauen Opfer. Ich will in dieser schwarzweißen Kontroverse einige Differenzierungen versuchen und fragen, woher die Verquickung von Macht/Gewalt und Liebe/Sexualität rührt. Es werden parteiische Ausführungen sein, «männliche Blicke», denn zur Geschlechterfrage können Männer und Frauen – privat oder wissenschaftlich – sich nur parteiisch äußern, Männer zudem kaum anders als apologetisch.

Sind die sexuellen Gewaltverhältnisse zwischen den Geschlechtern überaus eindeutig und einseitig, so sind sie zugleich auch überaus verwickelt und verschränkt. Ich beginne mit einem Beispiel für die *Komplexität* sexueller Machtverhältnisse.[2] Eine Frau, Ende 30, Hausfrau mit einer 17jährigen Tochter, ist mit einem wohlhabenden Bankkaufmann verheiratet, der sie materiell verwöhnt und es genießt, wenn sie zu ihm aufblickt, der in der Ehe sehr bestimmend ist und es immer war. Mit der Ablösung der Tochter aus dem Haus wird die Frau zunehmend verstimmt, fühlt sich im goldenen Käfig gefangen. Der Ehemann, der sonst scheinbar immer Rat weiß, ist zum erstenmal hilflos ihr gegenüber und schickt sie zu einem Seelsorger, der psychotherapeutisch tätig ist. In den Therapiesitzungen berichtet sie über Vergewaltigungsphantasien bei der Selbstbefriedigung. Der Therapeut, der sadomasochistische Neigungen und Erfahrungen hat, empfiehlt ihr daraufhin einschlägige Literatur; ihre Reaktionen auf diese Lektüre bestimmen die Gespräche. Allmählich entwickelt sich zwischen beiden ein offenes sadomasochistisches Liebesverhältnis. Bei den nunmehr nur noch als Therapie getarnten Treffen fesselt und schlägt der Mann die Frau und demütigt sie mit sexuell degradierenden Beschimpfungen. Sie reagiert darauf mit heftigen sexuellen Affekten, will den Therapeuten immer häufiger und länger sehen, spricht später davon, daß sie ihm «sexuell hörig» war. Nach wenigen Wochen beendet sie dann scheinbar abrupt das Verhältnis, indem sie den Seelsorger bei der Polizei anzeigt.

Objektiv liegen die Verhältnisse klar: Der Mann nutzt seine berufliche Stellung und das Vertrauen der Frau aus, um sie sexuell zu mißbrauchen, er agiert eine psychotherapeutische Übertragungssituation aus, anstatt sie in der Therapie zu bearbeiten. Die Frau scheint doppelt ausgenutzt und unterdrückt, einerseits durch ihre Abhängigkeit im therapeutischen Arrangement, andererseits durch die sexuelle Praktik. *Psychologisch* ist die Sachlage komplexer: Die Frau, so wird in späteren Gesprächen mit ihr deutlich, begibt sich in die demütigende Abhängigkeit zu diesem Mann, wird davon angezogen, weil sie weiß, daß letztlich *sie* die Situation beherrscht, daß ein Wink bei der Polizei oder bei den Aufsichtsbehörden genügt, um dem Ganzen ein Ende zu setzen und die berufliche Existenz des Mannes zu zerstören. Ihre Lust, die erotische Kraft der Erlebnisse, ihre «Hörigkeit» erwächst aus der Spannung, daß sie sich in tiefste Machtlosigkeit, Selbstaufgabe, Demütigung begibt und zugleich insgeheim weiß, daß sie die eigentlich Mächtige ist. Der Triumph über den Liebhaber ist der Triumph über die sie kleinmachenden Männer ihrer Lebensgeschichte, vor allem über den allmächtig-autoritären Vater und den verständnisvoll-unterdrückenden Ehemann.

Die Verschränkung sexueller Machtverhältnisse zeigt sich paradoxerweise gerade in solchen sadomasochistischen Arrangements, also dort, wo sie besonders einseitig zu sein scheinen. Leopold von Sacher-Masoch, ein österreichischer Schriftsteller des 19. Jahrhunderts, nach dem der «Masochismus» benannt wurde, schildert in seinem Roman «Venus im Pelz» eine sadomasochistische Beziehung zwischen Wanda und Severin[3]. Sie schließen einen Herrin-Sklaven Vertrag. Severin gilt danach als Wandas Eigentum, er kann von ihr jederzeit und grundlos gestraft, sogar getötet werden. Für diesen Fall, der Tötung, übergibt Severin ihr noch vorsorglich einen Brief, in dem er seinen freiwilligen Selbstmord «gesteht». Durch diese Unterschrift gibt er sich Wanda völlig in die Hand, einerseits; andererseits aber wird Severin durch diesen Vertrag, wenn nicht unsterblich, so doch untötbar: was immer geschieht, letztlich legt *er selber* Hand an sich. Der Masochist stiehlt sich – hier wie in obigem Fallbeispiel – noch in der elendesten, ohnmächtigsten Situation heimlich in die Rolle des Mächtigen. *Das* genießt er. Kein Mensch, auch nicht der blankeste Masochist, genießt Demütigung, Schmerz, Zerstörung an sich, sondern nur dann, wenn sie mit geheimen Machtphantasien und Triumph ausgestattet werden. *Das* – die phantasierte Macht in der leidenden Position – unterscheidet einen sadomasochistischen Sexualakt grundsätzlich und in jedem Fall von der Vergewaltigung. Die Vergewaltigung ist ein Angriff auf die Integrität der Frau, hier sind Ohnmacht, körperliche Gewalt, Verletzung real, nicht mehr inszeniert. Es mag Sadisten geben bei einer Vergewaltigung, *nie* aber eine Masochistin. Die Vergewaltigung als reale Gewalt und Unterwerfung ist der Horror, den der Masochist mit seinen ungewöhnlichen Praktiken und Phantasien abwehrt, in den Griff zu bekommen versucht.

Vergewaltigung ist prototypisch für einspurige sexuelle Gewalt, sadomasochistische Beziehungen hingegen sind ein Prototyp für «dialektische» sexuelle Machtstrukturen und Machtkämpfe. In diesem Sinne entsprechen sexuelle Machtverhältnisse zwischen den Geschlechtern sehr viel öfter dem sadomasochistischen «Modell» (auch wenn sie gar nicht sadomasochistisch sind) als der Vergewaltigung, das heißt, sie sind sehr viel diffiziler, verschränkter, als es auf den ersten Blick erscheint. Am Beispiel der Pornographie habe ich das schon aufgezeigt: Sie ist vielfältig gewalttätig gegen Frauen und transportiert männliche Machtphantasien vom Verfügenkönnen über die Frauen, vom Befreier ihrer Instinkte und Natur, die sie, die Frau, gar nicht kennt und nur durch den Mann, notfalls durch dessen Gewalt, entfalten kann. Aber die Pornographie enthält auch weibliche Machtphantasien von ihrer Unwiderstehlichkeit, von ihrer willenlos und besinnungslos machenden, betörenden Attraktivität, von der Abhängigkeit der Männer von dem, was sie emotional und sexuell zu geben hat. Ähnliche Machtthemen spiegeln – wie im Kapitel über Perversionen erörtert – sich in sexuellen Phantasien und Tagträumen von Männern und Frauen wider. In der alltäglichen Sexualität finden sich ebenfalls allerorten komplexe Machtverhältnisse: Der Mann, dessen Frau oder Freundin nicht oder nur selten mit ihm schlafen will, wird mit immer größerer Heftigkeit versuchen, ihren Widerstand zu überwinden, will sie verführen, überreden, wird sie attackieren, abwerten, als frigide beschimpfen, vielleicht sich mit psychischem Druck oder Gewalt «seine» Sexualität «erbeuten» wollen. Zugleich fühlt er sich ohnmächtig und kläglich, da er von ihr nicht als der Liebhaber gesehen wird, der er sein möchte; er überträgt ihr die Macht, mit ihrer Gunst nicht nur über seine sexuellen Wünsche, sondern auch über sein Selbstwertgefühl als Mann zu entscheiden, ihn nicht nur sexuell zu enttäuschen, sondern in seiner Männlichkeit zu demütigen.

Beide Geschlechter setzen Sexualität ein, um Machtkonflikte und Wut auszutragen, wobei Männer und Frauen dies oft in unterschiedlicher Weise tun. Der Mann drückt Machtansprüche und Haß eher durch *Potenz* aus, z. B. durch sexuelle Forderungen, die jeder Zärtlichkeit entkleidet sind und deren Hauptziel Durchsetzung und Unterwerfung sind. Die Frau hingegen setzt eher sexuelle Probleme oder Verweigerung, also scheinbares sexuelles *Unvermögen* ein, um Haß auszudrücken, Macht auszuüben oder sich Machtansprüchen auch nur zu widersetzen. (Was natürlich nicht heißt, daß dies bei sexuellen Problemen der Frau immer so ist; diese Probleme können – wie oben besprochen – vielfältige Ursachen haben.) Frauen leiden und dulden auch im Sexuellen oft auf eine verdeckt aggressive Weise, ohne offen Wut zu zeigen, offensiv zu attackieren. An manchen Fällen sexueller Verweigerung kann man sehr gut erkennen, was Reimut Reiche[4] kürzlich noch einmal festhielt: «Sogenannte Passivität... kann ebenso mächtig machen und... gewalttätig sein wie Aktivität.»

Betrachtet man sexuelle Machtverhältnisse als unverschränkt, dann erscheinen, wie Alice Echols[5] sagt, «männliche und weibliche Sexualität als polare Gegensätze». Männliche Sexualität ist dann triebhaft, gewalttätig, rücksichtslos, peniszentriert, ein

Vehikel für Machtausübung und Unterwerfung; weibliche Sexualität ist dagegen sanft, liebevoll, personen- und liebesorientiert, ganzkörperlich, friedfertig, eine Möglichkeit zu Nähe und Austausch. Spitzt man diese Bilder zu, so wird Vergewaltigung zum Paradigma männlicher, Zärtlichkeit zum Paradigma weiblicher Sexualität. Beide Stereotype sind falsch, das von den Frauen sicher falscher als das von den Männern: Das Stereotyp von den Männern ist eine Karikatur und damit auch zutreffend; das von den Frauen eine zweischneidige Verklärung. Ihre Sexualität wird gereinigt und damit zugleich ihrer Kraft beraubt, feengleich, triebentmischt, grenzenlos ganzheitlich. Für Susan Brownmiller[6] sind weibliche Sexualphantasien, die diesem Bild nicht entsprechen, in Frauenköpfe eingepflanzt – von Männern: «... wenn Frauen über Sexualität phantasieren, dann sind die Phantasien Produkte männlicher Konditionierungen und können auch gar nichts anderes sein.» Um die Sexualität der Frauen «rein» zu halten, werden ihre Phantasien enteignet – von Frauen. Und Männern wird – von einer Frau – eine Macht zugeschrieben, die ihre schönsten Größenphantasien verblassen läßt. Über eine andere Form «unweiblicher» Sexualität, sadomasochistischen Ritualen zwischen Frauen, sagt Kathleen Barry: «Es ist noch zu früh, das zu beweisen: Aber ich glaube, daß diese Tendenz von der Pornoindustrie bezahlt wird.»[7] Wenn es sexuell nicht mit rechten Dingen zugeht bei Frauen, dann lassen eben immer noch die Männer die Puppen tanzen. Dies ist eine neue, diesmal radikalfeministische Entsexualisierung der Frau, ich habe darüber schon weiter oben gesprochen (S. 148).

Die Spaltung der männlichen und weiblichen Sexualität in polare Gegensätze spiegelt die immer falsche Dichotomie von Gut und Böse wider. Durch diese Spaltung werden Frauen nicht nur kastriert, sie werden auch radikalfeministisch enthext, ihrer Boshaftigkeit, ihrer Angriffslust, ihrer quasi natürlichen Gemeinheit beraubt. In reinster Form ist mir diese Tendenz in dem Film «Die Stille um Christine M.» der Niederländerin Marleen Gorris begegnet. Drei Frauen, die sich nicht kennen, schlagen in einer Boutique den Verkäufer tot, der eine von ihnen beim Ladendiebstahl ertappt. Vier weitere Frauen sehen zu, gebannt, heimlich zustimmend, legen aber nicht selber Hand an. Der Film stellt, verführerisch auch für Männer, die Normalität dieser Handlung dar als längst überfällige Rache *der* Frau an *dem* Mann. So erscheint der brutale Mord wie eine reinigende rituelle Handlung, er wird zur Befreiung der Frau. Die Gewalttätigkeit der Frauen bleibt «gut» im moralischen Sinne, der Mord ist überfällig, vor allem von den Männern selbst verschuldet, ein heilender Ausbruch ihrer friedfertigen Natur, kein Sündenfall. Ein solches Konzept von Frauengewalt und -haß als *rein reaktiv* spricht der Frau das Böse ab, betrügt sie darum.

Ein solches idealisierendes Bild der Frau – der «weißen Frau», wie Klaus Theweleit[8] sagt – übernehmen Männer traditionsgemäß sehr gerne und gleichen die nicht auszuhaltende Güte durch ein konträres, abwertendes Bild von der «roten Frau» aus. Die «weiße Frau» dient dazu, auf Frauen utopische Hoffnungen zu projizieren, sei es im Alltag als unerschöpfbare Trösterin, die immer da ist, auf die man immer bauen kann, sei es als «feminophil-revolutionäre Indienstnahme des Weiblichen», wie Reimut Reiche[9] entsprechende Tendenzen beim späten Herbert Marcuse genannt hat. «Dem Antrag an die Frauen», sagt Margret Hauch[10], «die Rolle des Hoffnungsträgers zu übernehmen, liegt eine Überhöhung, Verklärung, Idealisierung des realen Geschlechtsunterschiedes zugrunde... Durch diesen überhöhten Anspruch ist das Scheitern vorprogrammiert... was zu beweisen war.»

Das Argument von den verwickelten, wenn man so will dialektischen Machtverhältnissen im Sexuellen bleibt auch dann richtig, wenn diese Machtverhältnisse oft nicht verwickelt, sondern einseitig sind und wenn dieses Argument immer wieder verharmlosend mißbraucht wird in der gängigen Behauptung, daß die Frauen ja heimlich Komplizen der Machtakte der Männer seien, also letztlich selber schuld. Dieses Argument spielt, aus durchsichtigen Gründen, in vielen Vergewaltigungsprozessen eine Rolle. Andrea Dworkin[11] beschreibt es so: «Der Mann, der wegen Vergewaltigung verhaftet ist, hat natürlich nur versucht, einer hysterischen Frau etwas Gutes zu tun, die er dann in aller Unschuld ganz mißverstanden hat – weil das provokative Verhalten der Frau ihn in die Irre führte.» Er ist *ihr* in die Falle gegangen, es war keine Vergewaltigung, sondern ein Kommunikationsunfall.

Solche Verleugnungen und Apologien sind geläufig; sie haben nichts zu tun mit dem Versuch, die Machtbeziehungen der Geschlechter in ihrer Komplexität zu sehen. Genauso schief sind Versuche, die ein nicht vorhandenes Gleichgewicht durch die Behauptung herstellen wollen, daß Frauen im Prinzip zu gleichen Gewalttaten neigten wie Männer, die Unterschiede der Geschlechter diesbezüglich im Schwinden begriffen seien (als ob das die Situation verbesserte). So haben kürzlich US-amerikanische Sexualforscher[12] ernstlich und in einer wissenschaftlichen Fachzeitschrift Fall für Fall über elf vergewaltigte Männer berichtet, von Frauen vergewaltigt, wohlgemerkt. Die Kenntnis dieses Phänomens «sexueller Schändung» von Männern (durch Frauen) sollte – so die Autoren – dazu führen, daß solche männlichen Opfer in Zukunft besser identifiziert werden – das heißt vollzählig von der Wissenschaft zu erfassen sind, neue Projekte winken – und daß für sie besser gesorgt werde, medizinisch, psychologisch – neue Therapieprogramme winken. Ein anderer Weg zur Gleichberechtigung: Schafft gleich viele Opfer auf beiden Seiten und gleich gute psychosoziale Einrichtungen, ein Männerhaus auf jedes Frauenhaus?

Auf der Selbsthilfeebene sind wir diesem Ziel schon ganz nahe: Eine Männergruppe auf jede Frauengruppe. Errungenschaften der Frauen werden kopiert, um der Idealisierung teilhaftig zu werden, die man vorher betrieben hat. Es scheint, als wollten manche Männer die besseren Frauen sein und als könnten Anatomie und Physiologie sie kaum davon abhalten.

Ich vermute, daß sexuelle Beziehungen zwischen Männern und Frauen, aber auch zwischen zwei Männern oder zwischen zwei Frauen unauflösbar verflochten sind mit Angst – und folglich mit Wut und dem Bemühen um Kontrolle, also mit Macht; daß es Angst und daraus resultierend Haß und Aggression in Beziehungen geben wird, solange es Liebe und Leidenschaft, das heißt Wünsche, Sehnsüchte zwischen Männern und Frauen, Männern und Männern, Frauen und Frauen gibt.

Bronislaw Malinowski [13], ein bedeutender englischer Kulturanthropologe, untersuchte zwischen 1915 und 1917 einen ozeanischen Stamm, die Trobriander, die damals in fast paradiesischen Zuständen lebten. Sein Buch «Das Geschlechtsleben der Wilden» wurde ein wichtiger Beitrag zur theoretischen Diskussion der Sexualität, von Wilhelm Reich bis zur Studentenbewegung. Die Trobriander lebten anscheinend eine glückliche, lustvolle, befreiende Sexualität von Kindesbeinen an. Kindliche Sexualspiele wurden geduldet und gefördert, Jugendliche wohnten nach der Pubertät in Jugendhäusern in mehrfachen, unreglementierten Beziehungen, unabhängig von der Kontrolle der Erwachsenen. Nach der Eheschließung lebten die meisten Paare monogam, und auch längere Partnerschaften waren nach Malinowski durch Leidenschaft und Zuneigung charakterisiert. Der Traum – die Ideologie, wie ich im Kapitel über Pornographie ausführte –, daß das Sexuelle quasi natürlich zu sich komme, wenn Tabus und Restriktionen wegfallen, schien in Ozeanien verwirklicht.

Doch diejenigen, die die Trobriander so haben wollten, übersahen etwas, das Malinowski ebenfalls beschrieb, allerdings nicht hinlänglich interpretierte: die sexuelle Folklore, die Mythen und Sagen der Trobriander. Und die sind nicht heiter und verspielt, sondern voller Aggression und Grausamkeit. Da geht es um Vergewaltigung, Kastration, um Kampf zwischen Männern und Frauen, um Mord und Tod. Da ist die Geschichte von den sexuell unsättlichen Frauen von einer Märcheninsel, die jeden Mann, jeden Jungen, dessen sie habhaft werden können, durch ihre unstillbare Begierde umbringen, ihn buchstäblich totlieben. Oder die Geschichte von dem Mann mit dem Riesenpenis: Er bewegt seinen Penis schlangenartig durchs Gras, stößt damit Frauen, die auf dem Feld arbeiten, zu Boden und vergewaltigt sie. Als er von den Männern des Dorfes ertappt wird, schlägt er sich sein Genital Stück für Stück ab. Es gibt eine Unzahl solcher Geschichten.

Die unheimliche, grausame Seite der Sexualität haben die Trobriander in ihre Mythologie verlegt, die sie sich lustvoll erzählen; sie konnten durch diese kollektive Leistung und Abwehr ihr reales Sexualleben offenbar weitgehend freihalten davon. In unserer Gesellschaft brechen diese Seiten der Sexualität immer wieder unkontrolliert durch – in sexueller Aggression, in Vergewaltigung, in der tagtäglichen Anmache und sexuellen Entwertung von Frauen, im Interesse an Pornographie, in den Perversionen; *oder* sie werden verdrängt und verleugnet und führen zu einem Versanden und Ersticken der Sexualität, die alltäglich, routiniert, bedeutungslos, unlebendig geworden ist.

Das Theaterstück «Verlorene Zeit» von John Hopkins[14] thematisiert Wut und Macht in sexuellen Beziehungen. Es handelt von Vergewaltigung, von der alltäglichen Gemeinheit in und nach der Ehe, von der Vergeblichkeit von Liebesbeziehungen zwischen Männern und Frauen und zwischen Frauen, vom

Single-Elend und der Nähe von Mordlust und Geilheit. Mich überraschte, daß das Publikum, Männer wie Frauen, über dieses Beziehungsdrama und -grauen nicht stumm vor Entsetzen wurde, sondern lachte. In diesem Stück verhalten sich, vereinfacht gesagt, Frauen so, wie es Männer sonst ihnen gegenüber tun; sie drehen sozusagen den Spieß um. So sagte Joanne, eine der beiden weiblichen Hauptfiguren, zu dem Mann, einem selbsternannten Frauenhelden, mit dem sie gerade die Nacht verbracht hat, das erste Mal, und der sie wiedersehen möchte: «Nee, will ich nicht. Wenn ich ficke, nehme ich mir jedesmal einen anderen Kerl. Ich habe einfach keine Beziehung zu den Typen, die ich ficke. Wenn du so einen Kerl mal ranläßt, kommt er mit seinen Ansprüchen. Dann hast du nicht mehr den Kopf frei, geschweige denn die Fotze.»[15] Warum lachen die Leute über solche Szenen? Sicher ist wichtig, daß eine Frau diesen Satz sagt, andersherum ist die Szene zu alltäglich, um witzig zu sein. Aber das reicht nicht, um das Lachen zu erklären. Haben solche Szenen neben dem Bedrückenden auch etwas Befreiendes, weil sie, wenn auch verquere, Auseinandersetzungen verheißen, Auseinandersetzungen dort, wo Verstehen und Vertrauen nur noch Maske sind? Lauern in den eigenen unterdrückten Wut- und Haßaffekten, die Liebe oft längst abtöteten, nicht mehr Gefahren als in solchen Verbalattacken? Im Gelächter schaffen sich Enttäuschung und Wut ein Ventil, Affekte, die sonst abgeschottet sind zum Preis spannungsvoller Stille, scheinbarer Harmonie und erstickter Sexualität. Das Überwinden von Gefühlserdrosselung wird plötzlich sichtbar: durch Kampf und unverstellte Bosheit.

Sexualität kann nur lebendig bleiben, wo ihr aggressiver Anteil nicht geleugnet und verdrängt wird. Ohne «aggressive Dynamik», sagt Eberhard Schorsch, «ist die Liebe weder zu denken noch zu erleben»[16]. Die gegenwärtige Tendenz, die aggressiven und gefährlichen Seiten der Sexualität zu verleugnen

– im Radikalfeminismus (S. 163), in psychotherapeutischen Konzepten (S. 76), in der liberalen Ideologie der Sexualität (S. 154) –, ist *das* neue Sexualtabu, ein neuer Weg, das Sexuelle zu zähmen und einzufrieren. So ist oft nur schwer zu unterscheiden, ob gesellschaftliche Auseinandersetzungen, die unter dem Stichwort «gegen sexuelle Gewalt» geführt werden, gegen Gewalt oder gegen Sexualität gerichtet sind.

Wo kommen die aggressiven Anteile her? Vermutlich aus Angst, aus Angst vor den Gefahren, die für jeden mit Sexualität verbunden sind und die ich in früheren Kapiteln aufgezeigt habe: Vor dem Sich-Einlassen und Abhängigkeit; vor Hingabe und Selbstaufgabe; vor Kontrollverlust und Verletzbarkeit; vor dem Sich-Binden und Verlassen-Werden; vor Wünschen, auch brennenden Wünschen, und davor, damit alleingelassen zu werden. Aus diesen Ängsten kommen Wut und Feindseligkeit. Aufheben lassen sie sich nicht, sowenig wie sich Sexualität zu inniger Zärtlichkeit und friedvoller Nähe blankpolieren läßt. Deshalb hat lebendige Sexualität auch etwas zu tun mit dem Wunsch nach Sich-Ausliefern und Ausgeliefert-Sein, mit Lust an Macht und Ohnmacht, mit Lust am Überwältigen und Überwältigt-Werden, mit Schmerz zufügen und Schmerz zugefügt bekommen, mit Lust am Kampf – mit dem Spüren und Erleben ihrer «dunklen» Seite. Für den, der den Mut hat und die Kraft, sich der Konflikthaftigkeit der Sexualität zu stellen, sie auszuhalten, und dort, wo dies wechselseitig geschieht, wird Sexualität leidenschaftlich sein und vielleicht auch bleiben können; aber zugleich kann diese Konflikthaftigkeit auch immer wieder destruktiv entgleisen durch die Unterwerfung des einen durch den anderen, durch die Kontrolle des einen durch den anderen, durch die Entwertung des einen durch den anderen. Zu solchen Entgleisungen neigen Männer häufiger als Frauen, vermutlich weil sie die mit der Sexualität verbundenen psychischen Gefahren und Risiken unbewußt als noch größer erleben als Frauen.[16] Zwischen solchen Entgleisungen und dem Ersticken durch Verleugnung und Verdrängung der «bösen Seite» der Sexualität bleibt nur ein schmaler Grat, die Möglichkeit einer lebendigen Sexualität ist immer bedroht und schwer zu verwirklichen. Wer Glück und Leidenschaft im Sexuellen riskieren will, so kann man, etwas pathetisch, sagen, muß der «Katastrophe» ins Auge blicken, er muß viel wagen – gegen seine Ängste und die Ängste des anderen.

Aids, Moral und Volksgesundheit
oder
«Ändere dein Leben
der du wirst sterben»

Erste Vision. *«Eine Erkrankung, die in zehn bis 20 Jahren zu einer möglicherweise 10 %igen Exzeß-Mortalität bei den 25- bis 50jährigen führt, stellt eine vitale Bedrohung für alle Staaten dar. Hinzu kommt der Einfluß der HIV-Infektion auf die Fertilität und Reproduktion sowie eine Demotivierung, Kinder in die Welt zu setzen. Ein kritisches Abnehmen der Bevölkerung ist durch diese Mechanismen nahezu unausbleiblich. Durch die Umstrukturierung der Bevölkerungspyramide verändern sich die Grundlagen für den Generationenvertrag der Rentenversicherung. Mit dem Thema Aids sind aber auch viele vitale Interessen der Banken tangiert. Wenn 10 % der potentiellen Immobilienkäufer gestorben sind, ein weiterer hoher Prozentsatz chronisch krank oder entmutigt ist, dann scheint es unausbleiblich, daß – zumindest auf längere Sicht – der Immobilienmarkt durch Aids kollabieren wird… Es deutet sich jetzt schon an, daß ein restriktives politisches Regime besser mit der Aids-Problematik fertig werden wird. Aids dürfte so zumindest für einen gewissen Zeitraum zu einem erheblichen Selektionsvorteil der DDR im Vergleich zur Bundesrepublik Deutschland führen.»*[1]

Zweite Vision. *«Die drei Männer (die ersten Aids-Toten) sind nur vorausgegangen. Millionen Menschen beiderlei Geschlechts, jeden Alters und aller Rassen werden ihnen folgen. Im schlimmsten Fall: Hunderte von Millionen… Die Seuche wird mehr Opfer fordern als alle Kriege, Naturkatastrophen und Hungersnöte dieses Jahrhunderts zusammengenom-*

men ... HIV ist für alle bösen Überraschungen gut. Sogar für das Ende der Menschheit ... Retroviren fliegen schon durch die Luft. Noch töten sie nur Pferde.»[2]

Dritte Vision. *«Immer mehr Menschen verzichten aus Angst ganz auf Sex und bleiben allein. Wird aber auf die Liebe verzichtet, so ist die Selbsterhaltung der Gattung in Gefahr. Und wer Geschlechtsverkehr betreibt, läuft das Risiko, infiziert zu werden, was ebenfalls dazu führen könnte, daß die Gattung ausstirbt.»*[3]

Die Säulen des Kapitalismus kippen, die Menschheit wird dezimiert, die Gattung stirbt aus, so oder so; nicht durch Krieg oder Hunger, sondern durch ein Virus, das sexuell übertragen wird. Was ist das für eine Krankheit, die solchen Visionen bei Medizinprofessoren, Journalisten, Umweltschützern hervorruft? Bis zum Ende des Jahres 1987 – dem Jahr, aus dem diese Visionen kommen – waren in der Bundesrepublik und West-Berlin 1669 Menschen an Aids erkrankt, 724 von ihnen waren gestorben.[4] Das sind erschreckend hohe Zahlen. Erschreckend auch deshalb, weil die Zahl der Erkrankten rasch zunimmt; weil – bedingt durch die lange Inkubationszeit – die Zahl der bereits mit dem Virus Infizierten um ein unbekannt Vielfaches höher liegt; weil Aids eine Krankheit ist, für die bisher keine ursächliche Behandlung und kein schützender Impfstoff gefunden wurde, und die, wenn das sogenannte Vollbild entwickelt ist, vermutlich fast immer tödlich verläuft. Aber zugleich ist Aids mit 1,4 registrierten Neuerkrankungen auf 100000 Einwohner im Jahr 1987 auch eine sehr seltene Krankheit – z. B. in Relation zu den Hunderttausenden, die in diesem Land jährlich an Herz- und Kreislaufkrankheiten oder an Krebs sterben, oder zu den Tausenden, die im Straßenverkehr oder am Arbeitsplatz Jahr für Jahr umkommen.

Aids besetzt, das erhellt die Gegenüberstellung von Visionen und Zahlen, die apokalyptischen und Katastrophenphantasien der Menschen in besonderem Maße. Periodisch verfällt das Land in kollektive Hypochondrie, z. B. bei den Medienwellen im Herbst 1985 und Frühjahr 1987: Raptusartig schoppt die Angst vor dieser Krankheit dann an. Alle anderen Gefahren für Leib, Leben und Welt werden dagegen merkwürdig blaß und unwirklich, und eine – gemessen am realen Ansteckungsrisiko – ins Groteske verzerrte irrationale Furcht vor Ansteckung greift um sich. «Dem pathologischen Phänomen Aids», beobachtet Horst Eberhard Richter, «steht das pathologische Phänomen massenhaft hysterisch-phobischer Reaktionen des Publikums gegenüber.»[5]

Doch diese Feststellung ist zu differenzieren: In allen westlichen Ländern ist die Erkrankungsrate in extrem zu nennender Weise ungleich auf verschiedene Bevölkerungsgruppen verteilt. In der Bundesrepublik zum Beispiel machen die drei besonders riskierten Gruppen – homosexuelle Männer, heroinabhängige Männer und Frauen, Bluterkranke – etwa 3 % bis 4 % der Bevölkerung aus, aber fast 90 % der Erkrankten. Die Rede von «kollektiver Hypochondrie» kommt einem im Hinblick auf diese Gruppen sehr viel schwerer oder gar nicht von den Lippen: Die Sorge und Furcht der Fixer, der mit bestimmten Blutstoffen behandelten Bluter und derjenigen Homosexuellen aus den Metropolen, die in den letzten fünf bis zehn Jahren sexuell besonders aktiv waren, ist ungleich realer, ihre Bedrohung ungleich größer als für die 95 % (oder mehr) der anderen Menschen, des «Publikums». Übersetzt in den Alltag heißt das: Es gibt kaum einen homosexuellen Mann, der nicht einen Homosexuellen kennt – Partner, Freund, Bekannter –, der HIV-positiv ist, Aids hat oder an Aids gestorben ist. Umgekehrt gibt es kaum einen heterosexuellen Mann oder eine heterosexuelle Frau außerhalb der besonders riskierten Gruppen, der oder die einen Betroffenen kennt, und wenn, dann jemanden, der definierbar anders ist: einen Bluter, einen Fixer oder eine Fixerin, einen Homosexuellen, also jemanden, von dem man weiß, daß er oder sie die Krankheit so bekommen hat, wie man sie selber nicht kriegen kann. Für Heterosexuelle ist Aids noch etwas Abstraktes. Der Satz «Aids geht alle an» der Bundesgesundheitsministerin[6] ist vor diesem Hintergrund richtig und falsch zugleich. *Richtig*, weil ein Virus keine sexuelle Orientierungen, keine Geschlechter, keine Altersgruppen usw. kennt; *richtig*, weil diese Krankheit Solidarität mit den Betroffenen verlangt; und *falsch*, weil dieser Satz suggeriert oder die Suggestion von Medien und einigen Wissenschaftlern unterstützt, daß sich diese Krankheit sturzartig, unkontrollierbar in allen Bevölkerungsgruppen gleichermaßen ausbreitet.

Diese Suggestion macht die apokalyptischen Visionen erst möglich. Sie wird befördert von Wissenschaftlern und Medien, die mit Daten so umgehen, als seien sie von allen guten Geistern verlassen.[7] Seit Jahren wird mal die Zahl der HIV-positiven Menschen, mal die Zahl der Kranken, mal die Zahl der Toten in die Zukunft projiziert, mal für das Jahr 1990, mal für 1995, mal für das Jahr 2000. Egal aber, *was* für *welches* Jahr vorausgesagt wird, am Ende steht eine horrende Zahl. Diese düsteren Prophezeiungen sind zum Transmissionsriemen der Angst vor Aids geworden; sie sind für den politischen und gesellschaftlichen Umgang mit Aids von zentraler Bedeutung. Deshalb muß ich mich detaillierter mit der Epidemiologie von Aids auseinandersetzen.

Die Techniken solcher langfristigen Hochrechnungen sind unterschiedlich: Extrapolationen, Interpolationen, Computersimulationen anhand mathematischer Modelle. Alle diese Vorhersagen sind wissenschaftlich fragwürdig und falsch. Das einfachste Modell einer Hochrechnung ist inzwischen empirisch widerlegt, nämlich die Annahme, daß sich die Krankheit in einem bestimmten Zeitraum – zum Beispiel alle acht Monate – verdoppelt. Die Verdoppelungszeiten nehmen deutlich zu.[8] Jeder Statistiker hätte dies wissen können, weil anfängliche Anstiegsquoten, die auf extrem niedrigen Fallzahlen basieren, sich mit zunehmender Fallzahl rasch reduzieren. (Solche Vorhersagen folgen der Logik: Ein Säugling verdoppelt im ersten Lebensjahr sein Gewicht. Wie schwer ist er mit 65 Jahren?) Die *komplexen* Modellrechnungen, die schwerer durchschaubar sind und computergestützt daherkommen, sind auch nicht besser. Zwei Gründe will ich nennen.[9]

Erstens fehlen die notwendigen Kenntnisse über die epidemiologisch relevanten Merkmale der Krankheit, die langfristige Voraussagen über den Verlauf der Epidemie überhaupt erst ermöglichen: Wie hoch ist die Manifestationsrate, d. h. der Prozentsatz der HIV-Positiven, die jemals erkranken?[10] Wie lang ist die durchschnittliche Inkubationszeit, d. h. der Zeitraum zwischen Ansteckung und Ausbruch der Krankheit?[11] Wie lange und wie kontinuierlich ist ein Mensch, der HIV-positiv, aber nicht an Aids erkrankt ist, ansteckend?[12] Wie hoch ist die Prävalenz der Infektion, d. h., wie groß ist die Zahl der HIV-Positiven in der Bevölkerung und in bestimmten Bevölkerungsgruppen?[13] Zu all diesen Fragen gibt es viele Schätzungen und Spekulationen, aber wenig Wissen. Was weiter geschehen wird, hängt von Fakten ab, die wir nicht kennen. Deshalb sind langfristige «Aidszukünfte» wissenschaftlich nicht vorhersagbar.

Zweitens basieren die Hochrechnungen auf unausgesprochenen Annahmen, die falsch sind. In der Bundesrepublik sind etwa 75 % der bisher Erkrankten homosexuelle/bisexuelle Männer. Die Fortschreibung der Erkrankungszahlen dieser Gruppe auf die Gesamtbevölkerung setzt stillschweigend voraus, daß in der heterosexuellen Bevölkerung die gleichen Sexualgewohnheiten bestehen wie bei den besonders gefährdeten homosexuellen Männern. Diese Voraussetzung ist sexualwissenschaftlich unsinnig, ich komme darauf zurück.

Tatsächlich zeigen die Erkrankungszahlen, daß Aids bisher –

und bei Aids muß man immer *bisher* sagen – nicht in dem befürchteten Maße durch heterosexuelle Kontakte übertragen wurde oder in die heterosexuelle Bevölkerung eingebrochen ist.[14] In der Bundesrepublik sind bis Ende 1987 3,2 % aller Erkrankten durch heterosexuellen Verkehr angesteckt worden. Dieser Anteil ist seit zwei Jahren praktisch unverändert.[15] In den USA beträgt die entsprechende Zahl 2,2 %.[16] Die *Infektionszahlen*, soweit sie vorliegen, weisen in die gleiche Richtung. Aufgrund des kontinuierlich niedrigen Anteils HIV-positiver Blutspender (Erstspender) in der Bundesrepublik wurde geschlossen, daß «die Verbreitung von HIV-Infektionen außerhalb der Risikogruppen als sehr gering eingestuft werden können».[17] Die Epidemiologen May und Anderson haben kürzlich die Daten – nicht die Hochrechnungen – aus den USA folgendermaßen resümiert: «In den *entwickelten* Ländern ist das Ausmaß, in dem die HIV-Infektion durch heterosexuelle Kontakte übertragen werden kann, bis heute unklar ... und man kann deshalb nicht sagen, ob die HIV-Infektion sich allein durch heterosexuelle Übertragung epidemisch ausbreiten kann.»[18] Auf jeden Fall aber sei die Ausbreitungsgeschwindigkeit bei Heterosexuellen signifikant niedriger als bei Homosexuellen.

Das hat verschiedene Gründe: Zum einen haben Homosexuelle, als *Gruppe* betrachtet (d. h. nicht jedes Individuum), andere sexuelle Gewohnheiten als die *Gruppe* der Heterosexuellen: Sie tendieren im Durchschnitt häufiger zu Partnerwechsel, und sie üben häufiger Analverkehr aus, bei dem eine Infektion am ehesten übertragen werden kann (vgl. S. 183). Zum anderen hatten die Heterosexuellen eine Vorwarnzeit, d. h., die Krankheit war ihnen bekannt, bevor sie bei ihnen auftrat, wohingegen schon viele Homosexuelle infiziert oder erkrankt waren, als die Krankheit und ihre Übertragungswege entdeckt wurden. Die meisten homosexuellen Männer, die bisher erkrankten und in der nächsten Zeit erkranken werden, hatten nie die Chance, sich auf Aids einzustellen, sich vorzusehen, sich zu schützen. Schließlich spielt die Übertragung durch bisexuelle Männer, immer als große Einfallsschneise in die heterosexuelle Bevölkerung vermutet, eine geringere Rolle als angenommen. Im September 1986 waren 0,2 % aller Aids-Kranken in den USA durch heterosexuellen Geschlechtsverkehr mit einem bisexuellen Mann infiziert worden (oder jede 6. der aidskranken Frauen).[19] Bei dieser Lage kann es nur empören, wenn der Aids-Forscher G. Frösner bar jeder empirischen Evidenz behauptet, daß «bisexuelle Männer mehr und mehr ‹safer-sex› praktizieren, indem sie Intimkontakte mit den noch weniger durchseuchten Frauen bevorzugen».[20] Es ist gespenstisch, welche Verleumdungs- und Verfolgungswut gegen Minderheiten Aids auslöst.

Deshalb schüfe die oben skizzierte Entwicklung – eine geringe Verbreitung der Krankheit außerhalb der hochriskierten Gruppen –, falls sie anhielte, auch neue Probleme: Die Situation der Homosexuellen und der anderen hoch riskierten Gruppen würde noch schwieriger. Die Dämme, die jetzt noch halten, unter der Annahme, daß es alle gleichermaßen treffen wird, könnten brechen, staatliche Zwangsmaßnahmen, soziale Isolierung und Diskriminierung gegen Aids-Kranke und -Verdächtige» und die sozialen Minderheiten, denen sie angehören, leichter durchsetzbar sein und um sich greifen. Es wäre eine Situation, in der Homosexuelle und die anderen besonders riskierten Gruppen noch mehr die Solidarität aller brauchten.

Die Zahlenübungen in Medien und wissenschaftlichen Zeitschriften spiegeln einen irrationalen Umgang mit Aids wider und befördern diesen zugleich. Vor allem aber bereiten sie den Ruf nach dem Staat. In Bayern sind staatliche Maßnahmen gegen HIV-positive Männer und Frauen, Erkrankte und als krank Verdächtigte Wirklichkeit geworden[21]: Untersuchungspflicht und Zwangsuntersuchung (auf HIV-Antikörper) für als «ansteckungsverdächtig» definierte Gruppen – Fixer, Prostiuierte; Meldepflicht und Internierungsmöglichkeit für Infizierte oder Erkrankte; obligatorische HIV-Antikörpertests bei Einstellungsuntersuchungen für Bewerber des öffentlichen Dienstes, d. h. ein verdecktes Berufsverbot für alle, die sich aus guten Gründen nicht testen lassen wollen, vor allem für Homosexuelle[22]. Und es gibt gute Gründe gegen den «Test». Menschen gehen mit Gefahren unterschiedlich um. Die einen, die aufgrund ihrer sexuellen Erfahrungen nicht auszuschließen vermögen, daß sie sich angesteckt haben könnten, möchten dies wissen, weil sie Gewißheit leichter aushalten als Ungewißheit, und lassen sich testen. Andere glauben, daß sie ein positives Testergebnis nicht verkraften, daß sie daran zerbrechen könnten (und viele tun dies tatsächlich). Dieser unterschiedliche Umgang mit bedrohlichen Situationen und die daraus resultierende individuelle Entscheidung ist zu respektieren, solange der «Test» keine medizinischen Konsequenzen hat für den Einzelnen. Deshalb sind heute ausschließlich *freiwillige* Untersuchungen auf die HIV-Infektionen zu akzeptieren, alle anderen abzulehnen.

Die anderen Bundesländer und die Bundesregierung wenden sich noch gegen die bayrischen Maßnahmen, aber keiner kann sagen, ob Bayern allein bleiben wird in diesem Vorgehen, oder ob dieses Bundesland, wie Günter Amendt[23] vermutet, das Pilotprojekt eines staatsautoritären Umgangs mit Aids ist. So oder so, schon heute hat die bayerische Radikalität Auswirkungen auf die gesamte Republik: Sie läßt die Bonner Aids-Politik, wie Volkmar Sigusch sagt, «als aufgeklärt und milde erscheinen nach dem Motto: Je irrationaler der Gauweiler, desto vernünftiger die Süßmuth»[24]; sie führt dazu, die sanfteren Formen der Kontrolle zu übersehen, zum Beispiel den moralischen Druck zum «Test» für alle, «die ein Risiko eingegangen sind» (also für wen eigentlich nicht?), oder die ständig zunehmende Durchwirkung der «Aufklärung» mit sexualhygienisch verkleideten moralischen Forderungen. Im Eifer für Treue und Enthaltsamkeit vergißt das Gesundheitsministerium gelegentlich schon mal die Kondome (vgl. S. 57). Denn: Gesundbleiben heißt, zur sexuellen Norm zurückzufinden.

Die apokalyptischen Visionen der westlichen Gesellschaften sind schnellebig, Katastrophen werden konsumiert wie Moden. Aids ist eine *reale* Gefahr, es ist aber auch die neue Gefahr, mit der man alle anderen verdrängen, von ihnen ablenken kann. Angst vor Aids ist *real*, auf Aids werden aber auch ganz andere existentielle Ängste projiziert und so gebunden und absorbiert. Paul Parin[25] sieht in Aids einen Verschiebungsersatz für unerträgliche und angstmachende Verhältnisse. Doch für den gesellschaftlichen Umgang mit Aids ist darüber hinaus von entscheidender Bedeutung, daß es sich um eine sexuell übertragbare Krankheit handelt. Damit wird Aids auch zu einer Projektionsfläche unbewußter, verdrängter Sexualaffekte; kollektive Sexualangst und kollektive Sexualwut werden verschoben auf die Krankheit und diejenigen, die sie haben oder die von ihr besonders bedroht sind.

Welche Ängste sind das? Man könnte doch denken, die Ängste vor der Sexualität seien in den letzten zwanzig Jahren mit der Liberalisierung und dem Wegfall vieler Verbote geringer geworden. Das stimmt auch für Gewissensängste. Doch Ängste vor der Sexualität resultieren nicht nur aus ihrem Verbot oder ihrer Verfolgung. Sexualität konfrontiert jeden von uns – wie ich oben im Kapitel über sexuelle Entwicklung gezeigt habe – mit alten Triebängsten, also mit Gefahren und Enttäuschungen, die ein Mensch im Zusammenhang mit seinen Bedürfnissen von früh auf erfährt. Sexualität konfrontiert jeden von uns mit Beziehungsängsten, also mit Furcht vor Trennung, Verlassen-Werden, Vereinnahmt-Werden, Abhängigkeit und Autonomieverlust. Sexualität konfrontiert jeden von uns mit den Unsicherheiten und Brüchen der Geschlechtsidentität als Mann oder Frau. Alte, biographisch alte Ängste werden also jederzeit durch Sexualität wachgerufen, sind mit ihr unentwirrbar verknäult. Sexualität gehört eben, wie Sigmund Freud feststellte, «zu den gefährlichsten Betätigungen des Individuums» – auch ohne Ansteckung und Krankheit. Keine Liberalisierung ändert daran etwas.

Die liberale Ideologie versteht Sexualität nicht als einen Bereich von Konflikten und vielfältigen Beschädigungen, sondern als etwas harmlos genußvolles, als Spaß ohne Ecken und Kanten. Die so verleugneten, unspürbar gewordenen, totgeschwiegenen, unter der dünnen Oberfläche liberaler Einstellungen lauernden Ängste zieht Aids auf sich. Die gefährliche und damit auch aggressiv machenden Seite der Sexualität wurde vom eigenen Erleben abgespalten und wird in der Krankheit wiedergefunden, die nun zu einem Sinnbild des angstmachenden, destruktiven, «bösen» Anteils der Sexualität wird. Aids bringt die geheime Einsicht zum Ausdruck, daß Sexualität in der Tat hoch «infektiös» ist: mit quälenden ungelösten eigenen Konflikten. Die Angst vor Aids ist also *auch* Bestandteil einer kollektiven Sexualneurose.

Neue Legenden entstehen, eindrucksvoll für den Sexualwissenschaftler, über die Vor-Aids-Zeit, der mit einer Mischung aus Schauder und trauriger Sehnsucht gedacht wird. Je nach Standpunkt werden sexuelle Vor-Aids-Höllen oder Vor-Aids-Paradiese ausgemalt. Die phantasierte Freizügigkeit, Promiskuität, Ausschweifung geraten dem einen zum sumpfigen Biotop für die Verbreitung des Virus, dem anderen zu einer (leider) notwendigen gegenrevolutionären Umkrempelung des Sexualverhaltens[26] – als hätten sich jemals nennenswerte Gruppen der Bevölkerung so verhalten. Nur ein Datum: Die Anzahl der Männer und Frauen, die innerhalb eines Jahres fünf oder mehr heterosexuelle Partner hatten (und wer das promisk nennen will, soll das tun), hat im letzten Jahrzehnt in keiner Gruppe, die nach Alter, Sozialschicht oder Familienstand definierbar ist, mehr als 5 % betragen.

Das grandiose Versprechen, daß Liberalisierung schon Befreiung ist, war längst gebrochen, lange vor Aids. So nehmen *manche* Aids zum Anlaß, von der Liberalität fast erleichtert Abschied zu nehmen: Diejenigen, die das erhoffte Glück nicht fanden, das ja auch gar nicht zu finden war; diejenigen, die aus Selbstzweifel, Hemmungen oder aus moralischer Überzeugung der Liberalsierung nicht folgen konnten oder nicht weit genug; oder diejenigen Männer und vor allem Frauen, die sich von der scheinbaren sexuellen Freiheit nur unter Vollzugszwang gesetzt fühlten. Die Forderung nach Abstinenz, Treue und Kondomen bedeutet auch immer, wie Ulrich Linse[27] am Beispiel der Syphilisdebatte um die Jahrhundertwende gezeigt hat, eine «Isolation und Distanzierung der Körper», und diese «Politik der körperlichen Abschottung» kann die Urangst vor der «Vermischung der Körper», vor Trieb, Nähe und Grenzverlust bannen, übrigens auch bei Gesundheitspolitikern. Es gibt jedenfalls wieder gute, d. h. sexual*hygienische* Argumente für Treue und Enthaltsamkeit, und zweifellos ist das für manche Menschen erleichternd und angstreduzierend. Aber für viele auch *nicht*. Respektieren muß man folgendes: Daß die Menschen ihre Sexualgewohnheiten nicht wechseln können wie ein Hemd und ohne Gefahr für ihr seelisches Gleichgewicht, für das ihre Gewohnheiten, die ja ihre Besonderheit sind, eine Bedeutung hat; sondern daß die Änderungen, wo sie denn nötig sind, schmerzhaften und mühseligen Verzicht erfordern, der nicht hinweggeleugnet, sondern betrauert werden sollte.

Es gibt eine Gruppe, der die «verbreitete paranoide Stimmung»[28] im Zusammenhang mit Aids möglicherweise besonders schadet: die Jugendlichen. Für sie wird von Anfang an und in einer besonders verletzbaren Phase ihrer sexuellen Entwicklung Sexualität systematisch mit Siechtum und Tod assoziiert. Sie sehen sich oft einem mit medizinischen Argumenten getarnten Zugriff, einer medizinisch getarnten Kontrolle ihrer Sexualität ausgesetzt, obwohl die Wahrscheinlichkeit, daß ein 18jähriger und eine 18jährige sich bei ihrer ersten oder zweiten Liebe anstecken, besonders gering ist – obwohl die Liebe für diese Gruppe, um diesen banalen Vergleich noch einmal zu strapazieren, ungefährlicher ist als der Straßenverkehr, es sei denn, man denke an die ganz andere Gefährlichkeit sexueller Betätigung, die Freud mit dem oben zitierten Satz meinte. Völlig unterschiedlich ist allerdings die Situation eines Jungen, der begreift, daß er homosexuell ist und der zugleich realisiert, daß er in eine Gruppe hineinwächst, die durch eine tödliche Krankheit besonders gefährdet ist – eine Erkenntnis, die die ohnehin schwierige sexuelle Identitätsfindung Homosexueller noch einmal beeinträchtigen kann.

«Ändere dein Leben oder du wirst sterben... Aus der Furcht vor dem neuen Übel ist jeder bereit, sich der Norm zu unterwerfen und das Wohlverhalten zu verinnerlichen.»[29] Mit diesen Worten beschreibt Jacques Attali medizinisierte Verhaltensvorschriften, lange vor «safer sex». Der Appell an die individuelle Verantwortung für die eigene Gesundheit, und wäre er noch so notwendig oder vernünftig, ist immer auch soziale Kontrolle. Die Propagierung von Enthaltsamkeit und Treue nach dem Gießkannenprinzip, als stünde die ganze Nation kurz vor der Ansteckung – das ist die sexualpolitisch repressive Seite von «Aids geht alle an». Sorgfältig werden Verhaltensänderungen registriert. Vorrangiges Objekt der Beobachtung sind gegenwärtig noch homosexuelle Männer.[30] Zahlreiche Studien befassen sich in bester Absicht mit ihrem sexuellen Verhalten, fortlaufendes Monitoring, mit Wiederholungsmessungen, kohortenweise und verlaufsorientiert. Homosexuelle sind, was die Sexualität betrifft, die am strengsten observierte Gruppe, beinahe keine Schwankung ihrer kollektiven Sexualgewohnheiten bleibt unentdeckt. Für den Fall, daß die beobachteten Veränderungen nicht weit genug gehen, drohen staatliche Maßnahmen.

Die bizarren, detailbesessenen und im wesentlichen hinderlichen Anweisungen der frühen «safer sex»-Kampagnen – mit ihren endlosen Sicherheits-Checklisten, ihren Panzerungsvorschlägen wie Chirurgenhandschuhe beim Streicheln und Doppelpräservative beim Geschlechtsverkehr und mit ihren bunten Alternativen wie «Friktionssex», Gruppenmasturbationsabende, «Telefonsex» usw. – sind, von Nachzüglern abgesehen, einfachen Botschaften gewichen.[31] Sie basieren auf Ergebnissen, die man so zusammenfassen kann[32]: passiver Analverkehr mit einem infizierten Partner birgt ein besonders hohes Ansteckungsrisiko, vermutlich das höchste; aktiver Analverkehr hat ein geringeres Risiko, aber er hat eins; ein Ansteckungsrisiko beim Oralverkehr ist nicht nachweisbar, aber nicht auszuschließen, wenn Samen in die Mundhöhle gelangt; beim Vaginalverkehr kann das Virus übertragen werden, auf Frauen offenbar eher als auf Männer; der richtige Gebrauch von Kondomen bei Anal- und Vaginalverkehr reduziert das Ansteckungsrisiko weitgehend; häufiger Partnerwechsel ist nicht per se ansteckend (beim Kuscheln und manuellen Petting kann man sich auch promiskerweise nicht anstecken), erhöht aber die Ansteckungswahrscheinlichkeit, wenn riskante Praktiken ausgeübt werden; für Homosexuelle ist die Wahrscheinlichkeit, auf einen infizierten Partner zu treffen, heute um ein vielfaches, vermutlich mehrhundertfaches, höher als bei einem heterosexuellen (außerhalb der hochriskierten Gruppen); lesbische Liebe ist ohne Risiko, also besonders sicher – wird aber nie wie Treue oder Abstinenz als «aids-prophylaktisch» empfohlen. Übrigens: indem ich so über Sexualität schreibe, sexuelle Praktiken nebeneinanderreihe und lediglich ansteckungsperspektivisch betrachte, wird deutlich, wie gründlich Aids die gesellschaftliche Diskussion über Sexualität verödet und verdinglicht.

Ginge es lediglich um ein kognitives Problem, dann könnte jeder aus diesen Informationen die für ihn, seine sexuelle Situation und sein individuelles Sicherheitsbedürfnis angemessene Schlußfolgerung ziehen. Doch mit Aufklärung und Einsicht kann man vieles erreichen, aber vieles auch nicht. Vorsichtsmaßnahmen in der Sexualität sind immer auch unwägbaren und unbewußten Affekten und Impulsen unterworfen: starken Wünschen, die alles vergessen lassen, Rebellion gegen Einschränkung, gelegentlich auch Destruktions- und Selbstdestruktionsimpulsen. Keine Aufklärung kann diese Affekte außer Kraft setzen, nach strengen Maßstäben kann sie immer nur Teilerfolge, wenn auch einschneidende, haben, und sei sie noch so griffig und perfekt. Alle Untersuchungen über das sexuelle Verhalten homosexueller Männer zeigen einerseits eine drastische Einschränkung riskanter Verhaltensweisen, aber natürlich auch, daß diese Verhaltensweisen noch vorkommen.[33] Diese Verhaltensänderungen haben Folgen: Die Neuerkrankungsrate unter den besonders betroffenen Homosexuellen in San Francisco ist seit 1985 drastisch gesunken, und dies ist zumindest teilweise auf die veränderten Sexualgewohnheiten zurückzuführen.[34] In der Bundesrepublik sinkt der Anteil der Homosexuellen an den Erkrankungszahlen kontinuierlich[35], auch dies ist vermutlich die Folge sexueller Einschränkungen. Die Tatsache, daß Aufklärung im Sexuellen nie perfekt sein kann, daß Menschen sich nicht immer dem kontrollierenden Zugriff ihrer Sexualität unterwerfen können oder wollen, muß man akzeptieren, wenn man nicht aus dem Gefühl der Aufklärungs-Allmacht in Aufklärungs-Ohnmacht verfallen, und dann in Resignation erstarren oder in Militanz abdriften will, d. h. in sinnlose Zwangsmaßnahmen.

Unübersehbar ist die Tendenz, die Angst vor Aids nutzbar zu machen, nutzbar für eigene moralische, ideologische oder politische Auffassungen. Hellhörig und mißtrauisch sollte man immer werden, wenn Aids als Metapher verwandt wird.

Vom *«Fingerzeig Gottes»* spricht ein Kardinal, Fingerzeig für die Rückkehr zur Sexualmoral der Kirche, «denn die Anerkennung aller Formen des menschlichen Zusammenlebens fördert die Ausbreitung von Aids»[36]; Aids zwinge zum *«gesellschaftlichen Offenbarungseid»*, erkennt ein anderer Kardinal, folglich müßten «eheliche Treue und Enthaltsamkeit wieder unerschütterliche Pfeiler sittlichen Verhaltens werden»[37]; von der *«List der Natur»* spricht ein Psychologieprofessor, weil durch Aids «der Sinn dafür schärfer wird, daß Liebe kein Zeitvertreib ist»[38]; ein Medizinjournalist fragt, ob Aids «die moralische Antwort auf die Pille sei» und «somit ein *Korrektiv der Natur*»[39]; ein ehemaliger Berater Präsident Reagans und Journalist sieht in Aids eine *«schreckliche Vergeltung der Natur»* an den Homosexuellen, «die der Natur den Krieg erklärt haben»[40]; schon philosophischer vermutet die Süddeutsche Zeitung in Aids eine *«Rache der Natur»* an der ausufernden Art (gemeint ist der Mensch), welche die übrige Schöpfung tyrannisiert.[41] Die Natur wird arg strapaziert, fast glaubt man eine massenhafte Rückkehr Intellektueller zum magisch-animistischen Weltbild, eine Wiederkehr des Glaubens an die beseelte Natur zu beobachten.

Aids-Metaphorik hat nicht nur Konservative ergriffen. Auch manche Feministin kann sich der Versuchung nicht entziehen, in Aids eine Chance zu sehen.[42] Monika Goletzka zum Beispiel setzt in Aids die Hoffnung der «sexuellen Befreiung der Frau», die Befreiung von der «ejakulativen Sexualpraxis». Wie? Mit der «allgemeinen Abkehr von koitalen, körperinneren Praktiken und mit Hinwendung zu sinnlichen, körperäußeren Praktiken» (gemeint ist Petting) «gewinnt die Frau erstmals umfassende körperliche Unversehrtheit»[43]. Heide Soltau, sehr viel witziger, glaubt: «Der Phallus kann in Zukunft nicht mehr frei zirkulieren, er darf nur noch verpackt in Aktion treten ... Safer sex untergräbt die Macht des Patriarchats»[44] – so einfach ist das. Die Beispiele für Aids-Metaphern ließen sich fortsetzen, auch auf private, im Privatleben gebrauchte. Der gemeinsame «Test» vor dem ersten Geschlechtsverkehr als zeitgemäßes Verlobungsritual (gelegentlich schon von Medizinern empfohlen); der Seitensprung als gesundheitlicher Anschlag auf die ganze Familie, usw. usf.

Allen Beispielen ist eins gemeinsam: Aids wird jeweils eine Bedeutung zugeschrieben, mit der man eine moralische Position belegen kann, Aids wird vereinnahmt, um ein politisches, ideologisches (oder persönliches) Ziel zu erreichen. Gleichgültig aber, welches Ziel verfolgt wird, wie hehr es auch sein mag: sich dabei auf eine Krankheit zu berufen, die zu Siechtum und Tod führt, ist zynisch. Der Slogan von «Krankheit als Chance» läßt sich auf eine tödliche Krankheit nie anwenden. Susan Sontag hat lange vor Aids auf die Versuchung hingewiesen, Krankheiten, die unheilbar sind und die als tückisch gelten, zur Metapher zu machen.[45] Ein Interesse daran haben diejenigen, die Gesundheitspolitik *«in Kreuzzüge verwandeln müssen»*. Die gesündeste Weise, mit Krankheiten umzugehen und krank zu sein, besteht für Susan Sontag darin, «sich soweit wie möglich von metaphorischem Denken zu lösen, ihm größtmöglichen Widerstand entgegenzusetzen». Von einer solchen, die Kranken und die Krankheit nicht ausbeutenden Haltung sind wir im Falle von Aids weit entfernt.

Nachbemerkung

Die Kapitel dieses Buches sind die überarbeiteten Manuskripte einer Vorlesung mit dem Titel «Die Sexualität des Menschen», die ich in den Sommersemestern 1984 bis 1987 für Studentinnen und Studenten aller Fachbereiche an der Universität Hamburg hielt.

Das Kapitel «Die Neugierde des Forschers» und eine frühere Version des Kapitels «Pornographie» sind in der Zeitschrift *pro familia magazin. Sexualpädagogik und Familienplanung* Heft 6/1984 bzw. Heft 6/1985 unter dem Titel «Befreiung und Kontrolle» bzw. «Pornotopia» vorabgedruckt worden. Das Kapitel «Die neuen Probleme» enthält Überlegungen, die ich ursprünglich als «Vorbemerkungen über Sexualität und Beziehung» in dem Buch *Sexuell gestörte Beziehungen* (hg. von G. Arentewicz und G. Schmidt; Springer, Heidelberg 1980, 2. Aufl. 1986) und unter dem Titel «Erotik ist nur noch alleinsein» in *Sexualität-Konkret* Heft 1/1979 publizierte. Das Kapitel «Homosexualität» ist eine überarbeitete Fassung des Aufsatzes «Helfer und Verfolger. Die Rolle von Wissenschaft und Medizin in der Homosexuellenfrage», der zuerst in den *Mitteilungen der Magnus-Hirschfeld-Gesellschaft* Nr. 3/1984 erschien; eine gekürzte Version habe ich unter dem gleichen Titel in *Sexualität-Konkret* Heft 5/1984, eine englische Übersetzung «Allies and Persecutors: Science and Medicine in the Homosexuality Issue» im *Journal of Homosexuality* Vol. 10, No. 3/4, 1985 veröffentlicht. Alle anderen Kapitel sind Originalbeiträge.

Die erste Ausgabe dieses Buches erschien vor zwei Jahren im

März Verlag. Die Diskussionen mit Jörg Schröder, seine Einfälle und Ideen, haben mir gefallen und geholfen. Ihm verdanke ich auch den Titel dieses Buches. Die hier vorgelegte Neuausgabe habe ich um das Kapitel «Hexenverfolgung» erweitert; das Kapitel über «Aids» wurde neu konzipiert. Die anderen Kapitel habe ich in dem Umfang überarbeitet, den die Bewegung der wissenschaftlichen und öffentlichen Diskussion über Sexualität erforderten.

Ganz herzlich danke ich Marianne Tode für die große Hilfe bei der Fertigstellung des Manuskripts.

Gunter Schmidt *Frühjahr 1988*

Anmerkungen

Die Neugierde des Forschers

1 M. J. Sherfey. The Nature and evolution of female sexuality. Random House, New York 1972, S. 144.
2 S. Marcus. Umkehrung der Moral. Sexualität und Pornographie im viktorianischen England. Suhrkamp, Frankfurt a. M. 1979.
3 M. Foucault. Sexualität und Wahrheit. Suhrkamp, Frankfurt a. M. 1977, S. 56.
4 R. v. Krafft-Ebing. Psychopathia sexualis. Enke, Stuttgart 1894 (9. Aufl.), S. 169.
5 Vgl. dazu das Kapitel «Homosexualität», S. 121 ff.
6 A. C. Kinsey, W. B. Pomeroy und C. E. Martin. Das sexuelle Verhalten des Mannes. Fischer, Berlin und Frankfurt a. M. 1955 (US-amerikanische Erstausgabe 1948); A. C. Kinsey, W. B. Pomeroy, C. E. Martin und P. H. Gebhard. Das sexuelle Verhalten der Frau. Fischer, Berlin und Frankfurt a. M. 1954 (US-amerikanische Erstausgabe 1953).
7 W. B. Pomeroy. Dr. Kinsey and the Institute for Sex Research. Harper and Row, New York 1972.
8 W. H. Masters und V. E. Johnson. Impotenz und Frigidität. Zur Therapie funktioneller Sexualstörungen. Goverts, Krüger, Stahlberg, Frankfurt a. M. 1973.
9 Vgl. dazu den grundlegenden Aufsatz von V. Sigusch. Was heißt kritische Sexualwissenschaft. Zeitschrift für Sexualforschung *1*, 3–31, 1988.

Die Entstehung der modernen Sexualität (1)

1 Kuczynski. Vier Revolutionen der Produktivkräfte. Akademie-Verlag, Berlin 1975, S. 35.
2 Th. McKeown. The modern rise of population. Arnold, London 1975.
3 A. Eggebrecht u. a. Geschichte der Arbeit. Kiepenheuer und Witsch, Köln 1980.
4 M. Foucault. Überwachen und Strafen. Suhrkamp, Frankfurt a. M. 1977, S. 230.
5 A. Eggebrecht u. a., a. a. O.

6 Vgl. zu den folgenden Abschnitten u. a.: Ph. Ariès. Geschichte der Kindheit. Hanser, München 1975; J. Kuczynski. Geschichte des Alltagslebens des deutschen Volkes. 5 Bände. Pahl-Rugenstein, Köln 1981/82, vor allem Band 1, 2 und 3; H. Rosenbaum. Formen der Familie. Suhrkamp, Frankfurt a. M. 1981; E. Shorter. Die Geburt der modernen Familie. Rowohlt, Reinbek 1977; R. Sieder. Sozialgeschichte der Familie. Suhrkamp, Frankfurt a. M. 1987; L. Stone. The family, sex and marriage in England 1500–1800. Harper and Row, New York 1979; J. v. Ussel: Sexualunterdrückung. Geschichte der Sexualfeindschaft. Rowohlt, Reinbek 1970.

7 H. Rosenbaum, a. a. O., S. 114.

8 R. Sieder, a. a. O., S. 61.

9 J. Kuczynski, a. a. O., Band 1, S. 226 ff.

10 H. Rosenbaum, a. a. O., S. 278.

11 M. L. Moeller. Die Liebe ist das Kind der Freiheit. Rowohlt, Reinbek 1986, S. 54.

12 H. Rosenbaum, a. a. O.

13 H. Rosenbaum, a. a. O., S. 337.

14 N. Luhmann. Liebe als Passion. Suhrkamp, Frankfurt a. M. 1982, S. 96.

15 Ph. Ariès. Geschichte des Todes. Hanser, München 1980.

16 Ph. Ariès, 1980. a. a. O., S. 785.

17 Ph. Ariès. Liebe in der Ehe. In: Ph. Ariès und A. Béjin (Hg.). Die Masken des Begehrens und die Metamorphosen der Sinnlichkeit. Fischer, Frankfurt a. M. 1984, S. 173.

18 M. Dannecker. Die Ordnung des Sexuellen. In: M. Dannecker. Das Drama der Sexualität. Athenäum, Frankfurt a. M. 1987, S. 15.

19 E. Badinter. Die Mutterliebe. Piper, München 1980, S. 107.

20 Ph. Ariès, 1975, a. a. O., S. 46.

21 E. Badinter, a. a. O., S. 169.

22 J. v. Ussel, a. a. O.

23 L. Stone, a. a. O.

24 Ph. Ariès, 1980, a. a. O., S. 600

25 Ph. Ariès, 1975, a. a. O., S. 563.

26 L. Stone, a. a. O., S. 170.

27 A. Corbin. Pesthauch und Blütenduft. Eine Geschichte des Geruchs. Wagenbach, Berlin 1984.

28 Ph. Ariès, 1975, a. a. O., S. 558.

29 N. Luhmann, a. a. O., S. 17.

30 M. Foucault. Sexualität und Wahrheit. Suhrkamp, Frankfurt a. M. 1977, S. 137 und 131.

1 N. Elias. Über den Prozeß der Zivilisation. 2 Bände. Suhrkamp, Frankfurt a. M. 1979.
2 Ph. Ariès. Geschichte des Todes. Hanser, München 1980.
3 A. Corbin. Pesthauch und Blütenduft. Eine Geschichte des Geruchs. Wagenbach, Berlin 1984.
4 S. Giedion. Die Herrschaft der Mechanisierung. Europäische Verlagsanstalt, Frankfurt a. M. 1982.
5 S. Giedion, a. a. O., S. 272.
6 M. Foucault. Überwachen und Strafen. Suhrkamp, Frankfurt a. M. 1977a, S. 19.
7 S. Giedion, a. a. O., S. 277.
8 Zit. n. A. Corbin, a. a. O., S. 162.
9 J. Huizinga. Herbst des Mittelalters, Stuttgart 1975, S. 29.
10 E. Fromm. Die Furcht vor der Freiheit. Deutsche Verlags-Anstalt, Stuttgart 1983, S. 243.
11 M. Foucault, 1977a, a. a. O., S. 175 und 173.
12 M. Weber. Die protestantische Ethik und der Geist des Kapitalismus. In: J. Winckelmann (Hg.), Max Weber. Die protestantische Ethik I. Mohn, Gütersloh 1981, S. 44.
13 M. Weber, a. a. O., S. 180.
14 J. H. van den Berg. Metabletica. Über die Wandlungen des Menschen. Vandenhoeck & Ruprecht, Göttingen 1960, S. 151.
15 A. Corbin, a. a. O., S. 235.
16 A. Corbin, a. a. O., S. 246.
17 S. Marcus. Umkehrung der Moral. Sexualität und Pornographie im viktorianischen England. Suhrkamp, Frankfurt a. M. 1979, Kap. 1.
18 J. Money. The destroying angel. Sex, fitness and food in the legacy of degeneracy theory, Graham Crackers, Kellogg's Corn Flakes and American health history. Prometheus, Buffalo 1985, S. 61 (Übers. d. Aut.).
19 J. Money, a. a. O., Kap. 2.
20 Zit. n. J. Money, a. a. O., S. 99 (Übers. d. Aut.).
21 J. Money, a. a. O., S. 15.
22 M. Foucault. Sexualität und Wahrheit. Suhrkamp, Frankfurt a. M. 1977b; S. Marcus, a. a. O.; J. v. Ussel. Sexualunterdrückung. Geschichte der Sexualfeindschaft. Rowohlt, Reinbek 1970.
23 M. Dannecker. Engel des Begehrens. Die Sexualität der Figuren in Hubert Fichtes Werk. In: H.-J. Heinrichs (Hg.), Der Körper und seine Sprachen. Qumran, Frankfurt a. M. 1985, S. 29.
24 G. Schmidt. Motivationale Grundlagen sexuellen Verhaltens. In: H. Thomä (Hg.), Psychologie der Motive. Band 2 der Serie Motivation

und Emotion der Enzyklopädie der Psychologie. Hogrefe, Göttingen 1983.
25 O. Wilde. Das Bildnis des Dorian Gray. Fikentscher Verlag, Leipzig o. J., S. 36.
26 M. Foucault, 1977b, a. a. O., S. 70.
27 M. Foucault, 1977a, a. a. O., S. 221.
28 S. Marcus, a. a. O., S. 240.

Die Sexualität in den hochindustriellen Gesellschaften

1 U. Clement. Sexualität im sozialen Wandel. Enke, Stuttgart 1986.
2 G. Anders. Die Antiquitäten des Menschen. Zweiter Band. Über die Zerstörung des Lebens im Zeitalter der dritten industriellen Revolution. Beck, München 1980, S. 392.
3 G. Anders, a. a. O., S. 392.
4 G. Anders, a. a. O., S. 392.
5 G. Anders. Lieben gestern. Notizen zur Geschichte des Fühlens. Beck, München 1986, S. 115.
6 G. Anders, 1980, a. a. O., S. 309.
7 G. Anders, 1980, a. a. O., S. 94 und 98.
8 O. Negt. Lebendige Arbeit, enteignete Zeit. Campus, Frankfurt a. M. 1984.
9 A. Gorz. Wege ins Paradies. Rotbuch, Berlin 1983.
10 K. Dörner. Verhältnis von Widerstand und Anpassung. Vortrag am 8. 5. 1985 in Hamburg (hektografiert).
11 G. Anders, 1980, a. a. O., S. 179.
12 Vgl. U. Clement, a. a. O.; V. Sigusch und G. Schmidt. Jugendsexualität. Stuttgart, Enke 1973.
13 G. Anders, 1980, a. a. O., S. 309.
14 A. Huxley. Wiedersehen mit der Schönen neuen Welt. Piper, München 1987, S. 33.
15 G. Anders, a. a. O., S. 310.
16 Frankfurter Rundschau, 10. Dezember 1987.
17 J. Weeks. Sexuality and its discontents. Meanings, myths and modern sexualities. Routledge, Kegan Paul, London 1985, S. 44.
18 H. Strohm. Die Ansteckung. Was sie alles über Aids wissen müssen. Rowohlt, Reinbek 1987. Für eine Kritik grüner Positionen in der Aidsfrage vgl. V. Sigusch. Aids für alle, alle für Aids. Momente der Vergesellschaftung. In: V. Sigusch (Hg.), Aids als Risiko. Über den gesellschaftlichen Umgang mit einer Krankheit. Konkret Literatur Verlag, Hamburg 1987, S. 47ff.

19 U. S. Department of Justice. Attorney General's Commission on Pornography. Final Report. Washington, D. C. 1986.
20 Emma, Heft 11, 1987.
21 Martin Dannecker. Sexuelle Liberalisierung und Aids. In: M. Dannekker, Das Drama der Sexualität. Athenäum, Frankfurt a. M. 1987, S. 160f.
22 The Fugs. Dreams of sexual perfection. LP No more slavery. New Rose, Paris 1986 (Übers. d. Aut.).

Die neuen Probleme

1 G. Arentewicz und G. Schmidt (Hg.). Sexuell gestörte Beziehungen. Springer, Heidelberg 1986 (2. Aufl.).
2 P. Gay. Erziehung der Sinne. Sexualität im bürgerlichen Zeitalter. Beck, München 1986.
3 Vgl. Th. v. d. Velde. Die Erotik in der Ehe. Ihre ausschlaggebende Bedeutung. Montana, Stuttgart 1928 (11. Aufl.); ferner Th. v. d. Velde. Die vollkommene Ehe. Eine Studie über ihre Physiologie und Technik. Müller, Rüschlikon 1926 (250.–253. Tsd.).
4 J. H. Schultz. Geschlecht, Liebe, Ehe. Die Grundtatsachen des Liebes- und Geschlechtslebens in ihrer Bedeutung für Einzel- und Volksdasein. Reinhardt, München 1943.
5 J. H. Schultz, a. a. O., S. 146.
6 H. Schenk. Freie Liebe, wilde Ehe. Über die allmähliche Auflösung der Ehe durch die Liebe. Beck, München 1987, S. 233.
7 Zit. n. Ch. Lasch. Das Zeitalter des Narzißmus. Steinhausen, München 1980.
8 P. O. Chotjewitz. Manche Eigenschaften verdanken sich der Leere. Sexualität-Konkret, Heft 5, 24–29, 1984, S. 27.
9 Ph. Ariès. Liebe in der Ehe. In: Ph. Ariès und A. Béjin (Hg.), Die Masken des Begehrens und die Metamorphosen der Sinnlichkeit. Fischer, Frankfurt a. M. 1984, S. 174.
10 The Fugs. Dreams of sexual perfection. LP No more slavery. New Rose, Paris 1986 (Übers. d. Aut.).
11 F. J. Raddatz. Kontaktsperre. In: J. Habermas (Hg.), Stichworte zur «Geistigen Situation der Zeit». 2. Band. Politik und Kultur. Suhrkamp, Frankfurt a. M. 1979.
12 J. Willi. Koevolution. Die Kunst gemeinsamen Wachsens. Rowohlt, Reinbek 1985, insbesondere S. 123ff.
13 F. Wölpert. Sexualität, Sexualtherapie, Beziehungsanalyse. Urban und Schwarzenberg, München 1983, S. 62.
14 F. Wölpert, a. a. O., S. 77 und 76.

15 G. Anders. Die Antiquiertheit des Menschen. Zweiter Band. Über die Zerstörung des Lebens im Zeitalter der dritten industriellen Revolution. Beck, München 1980, S. 367.
16 Vgl. R. Sennet. Verfall und Ende des öffentlichen Lebens. Fischer, Frankfurt a. M. 1983.
17 V. Sigusch. Die Mystifikation des Sexuellen. Campus, Frankfurt a. M. 1984, S. 103.

Sexuelle Entwicklung

1 H. Nurnberg und E. Federn (Hg.). Protokolle der Wiener Psychoanalytischen Vereinigung. Band II, 1908–1910. Fischer, Frankfurt a. M. 1977, S. 519.
2 Vgl. S. Freud. Drei Abhandlungen zur Sexualtheorie. Deuticke, Leipzig und Wien 1905; N. Becker. Psychoanalytische Ansätze bei der Therapie sexueller Funktionsstörungen. In: V. Sigusch (Hg.), Therapie sexueller Störungen. Thieme, Stuttgart 1980 (2. Aufl.); E. Schorsch u. a. Perversion als Straftat. Springer, Heidelberg 1985, insbesondere Abschnitt 3.3.
3 Vgl. G. Arentewicz und G. Schmidt. Sexuelle Beziehungen. Konzept und Technik der Paartherapie. Springer, Heidelberg 1986 (2. Aufl.), Kap. 2.
4 E. Schorsch. Bausteine einer Theorie der Liebe. Universitas, Zeitschrift für Wissenschaft, Kunst und Literatur *8*, 753–763, 1987, S. 758.
5 M. L. Moeller. Die Liebe ist das Kind der Freiheit. Rowohlt, Reinbek 1986, S. 45.
6 M. L. Moeller, a. a. O., S. 76.

Sexuelle Störungen

1 Zit. n. S. Lem. Phantastik und Futurologie. 2. Teil. Insel, Frankfurt a. M. 1980, S. 56ff.
2 Vgl. G. Arentewicz und G. Schmidt (Hg.). Sexuell gestörte Beziehungen. Springer, Heidelberg 1986 (2. Aufl.).
3 S. Freud. Hemmung, Symptom und Angst. Internationaler Psychoanalytischer Verlag, Leipzig, Wien und Zürich 1926 (zit. n. Studienausgabe, Fischer, Frankfurt a. M. 1971, Bd. 6, S. 234).
4 M. L. Moeller. Die Liebe ist das Kind der Freiheit. Rowohlt, Reinbek 1986, S. 100.

Perversionen

1 R. J. Stoller. Perversion and the desire to harm. In: R. J. Stoller, Observing the erotic imagination. Yale University Press, New Haven und London 1985, S. 7.
2 S. Freud. Drei Abhandlungen zur Sexualtheorie. Deuticke, Leipzig und Wien 1905.
3 F. Morgenthaler. Homosexualität, Heterosexualität, Perversion. Qumran, Frankfurt a. M. 1984; R. J. Stoller. Perversion. Die erotische Form von Haß. Rowohlt, Reinbek 1979a; R. J. Stoller, 1985, a. a. O.
4 Vgl. R. J. Stoller, 1979a, a. a. O.
5 R. J. Stoller. Perversion. The erotic form of hatred. Pantheon, New York 1975, S. 107 (Übers. d. Aut.).
6 Zur Kritik solcher Ansätze vgl. E. Schorsch, G. Galedary, A. Haag, M. Hauch und H. Lohse. Perversion als Straftat. Dynamik und Psychotherapie. Springer, Heidelberg 1985.
7 Zit. n. M. M. R. Khan. Entfremdung bei Perversionen. Suhrkamp, Frankfurt a. M. 1983, S. 190.
8 R. J. Stoller. Sexual excitement. Dynamics of erotic life. Pantheon, New York 1979b, Kap. 1.
9 M. Kundera. Die unerträgliche Leichtigkeit des Seins. Fischer, Frankfurt a. M. 1987, S. 84.
10 R. J. Stoller, 1979b, a. a. O.
11 Vgl. G. Schmidt. Motivationale Grundlagen sexuellen Verhaltens. In: H. Thomä (Hg.), Psychologie der Motive. Band 2 der Serie Motivation und Emotion der Enzyklopädie der Psychologie. Hogrefe, Göttingen 1983.
12 R. J. Stoller, 1979b, a. a. O., S. 31 (Übers. d. Aut.).
13 Vgl. zur Kritik E. Schorsch. Die Stellung der Sexualität in der psychischen Organisation des Menschen. Nervenarzt *49*, 456–460, 1978.

Homosexualität

1 C. H. Ulrichs. Forschungen über das Rätsel der mannmännlichen Liebe. Schrift 1–12. Spohr, Leipzig 1898 (Nachdruck, Erstveröffentlichung unter dem Pseudonym Numa Numantius 1864–1870).
2 C. H. Ulrichs. Vindex. Social-juristische Studien über mannmännliche Geschlechtsliebe. In: C. H. Ulrichs, a. a. O., S. 25 und 29.
3 Zu Leben und Werk Hirschfelds vgl. C. Wolff. Magnus Hirschfeld. A portrait of a pioneer in sexology. Quartet, London und New York, 1986, sowie die autobiografische Skizze M. Hirschfeld. Von einst bis jetzt. Geschichte einer homosexuellen Bewegung 1897–1922. Heraus-

gegeben und mit einem Nachwort versehen von M. Herzer und J. Steakley. Verlag Rosa Winkel, Berlin 1986.
4 M. Hirschfeld. Petition an die gesetzgebenden Körperschaften des Deutschen Reiches behufs Abänderung des Paragraphen 175 des R.-Str.-G.-B. und die sich daran anschließenden Reichstagsverhandlungen. Jahrbuch für sexuelle Zwischenstufen *1*, 239–280, 1899, S. 240.
5 M. Hirschfeld, a. a. O., S. 241.
6 Vgl. G. Schmidt. Der § 175 aus sexualwissenschaftlicher Sicht. In: H. Jäger und E. Schorsch (Hg.), Sexualwissenschaft und Strafrecht. Enke, Stuttgart 1987.
7 Protokoll der Reichstagsdebatte über die Petition am 31. Mai 1905. Nachgedruckt in: Jahrbuch für sexuelle Zwischenstufen *7*, 971–1037, 1905.
8 Protokoll, a. a. O., S. 980.
9 B. Brecht. Das Leben des Galilei. In: Die Stücke von Bertolt Brecht in einem Band. Suhrkamp, Frankfurt a. M. 1978, S. 537.
10 Protokoll, a. a. O., S. 1014 und 1015.
11 Frankfurter Rundschau, 8. März 1984.
12 Zit. n. M. Hirschfeld. Jahresbericht 1906/08. Jahrbuch für sexuelle Zwischenstufen *9*, 621–663, 1908, S. 629.
13 B. Friedländer. Denkschrift für die Freunde und Fondszeichner des Wissenschaftlich-humanitären Komitees im Namen der Sezession des Wissenschaftlich-humanitären Komitees (1907). Nachgedruckt in: B. Friedländer. Die Liebe Platos im Lichte der modernen Biologie. Gesammelte kleinere Schriften. Zacks, Berlin 1909, S. 203, 205, 210 und 215.
14 E. Steinach. Pubertätsdrüsen und Zwitterbildung. Archiv für Entwicklungsmechanik *42*, 307–332, 1916.
15 Vgl. G. Schmidt. Allies and persecutors. Science and medicine in the homosexual issue. Journal od Homosexuality *10*, 127–140, 1985.
16 R. Lichtenstern. Bisherige Erfolge der Hodentransplantation beim Menschen. Jahreskunde für ärztliche Fortbildung *11*, Heft 4, 8–11, 1920, S. 10.
17 Vgl. M. Dannecker. Warum die Therapie der Homosexualität die Lage der Homosexuellen verschlechtert. In: V. Sigusch (Hg.), Therapie sexueller Störungen. Thieme, Stuttgart 1980 (2. Aufl.).
18 Vgl. vor allem C. W. Socarides. Der offen Homosexuelle. Suhrkamp, Frankfurt a. M. 1971.
19 K.-H. Roth. Die «Behandlung» von Homosexuellen im Nationalsozialismus. Sexualität-Konkret, Heft 6, 26–29, 1985.
20 Zusammenfassend in G. Dörner. Hormone-dependent brain development. Psychoendocrinology *8*, 205–212, 1983.
21 Zur Kritik an G. Dörner vgl. M. Dannecker u. a. Stellungnahme zu

den Forschungen des Endokrinologen Prof. Dr. Günter Dörner zum Thema Homosexualität. Sexualmedizin *10*, 110–111, 1981; L. Gooren. Biochemedizinische Theorien zur Homosexualität: Eine Kritik. Zeitschrift für Sexualforschung *1*, Heft 2, 1988 (im Druck).

22 Vgl. u. a. V. Sigusch. Medizinische Experimente am Menschen. Das Beispiel Psychochirurgie. Jahrbuch für kritische Medizin (Beilage zum Argument-Sonderband AS 17). Argument Verlag, Berlin 1977; E. Schorsch und G. Schmidt. Hypothalamotomie bei sexuellen Abweichungen. Eine Kritik aus sexualwissenschaftlicher Sicht. Nervenarzt *50*, 689–699, 1979.

23 Zit. n. R. Pieper. Homosexuelle in der DDR. Deutschland Archiv *20*, 956–964, 1987, S. 958; vgl. a. Frankfurter Rundschau, 26. Juli 1985.

24 G. Dörner. Hormonabhängige Gehirnentwicklung und Homosexualität. In: R. Werner, Homosexualität. Herausforderung an Wissen und Toleranz. VEB Volk und Gesundheit, Berlin 1987, S. 179. Zur Kritik dieser These vgl. L. Gooren, a. a. O.

25 Vgl. die Debatte von J. P. De Cecco, H. F. L. Meyer-Bahlburg und J. H. Gagnon im Journal of Sex Research *23*, 106–127, 1987.

26 M. Dannecker. Vorwort. In: Jahrbuch für sexuelle Zwischenstufen. Auswahl aus den Jahrgängen 1899–1923. Neuediert von W. J. Schmidt. Qumran, Frankfurt a. M. 1983, S. 14.

Hexenverfolgung

1 Vgl. u. a. H. R. Trevor-Roper. Der europäische Hexenwahn des 16. und 17. Jahrhunderts. In: H. R. Trevor-Roper, Religion, Reformation und sozialer Umbruch. Die Krisis des 17. Jahrhunderts. Propyläen, Darmstadt 1979; C. Honegger. Die Hexen der Neuzeit. Analysen zur Anderen Seite der okzidentalen Rationalisierung. In: C. Honegger (Hg.), Die Hexen der Neuzeit. Studien zur Sozialgeschichte eines kulturellen Deutungsmusters. Suhrkamp, Frankfurt a. M. 1978; G. Heinsohn und O. Steiger. Die Vernichtung der weisen Frauen. Beiträge zur Theorie und Geschichte von Bevölkerung und Kindheit. März, Herbstein 1985.

2 J. Michelet. Die Hexe. Schaefers Verlag, Leipzig 1863, S. XIII f.

3 H. R. Trevor-Roper, a. a. O., S. 146.

4 J. Bodin. Vom ausgelasnen wütigen Teuffelsheer ... Straßburg 1591. Faksimile-Nachdruck, Akademische Druck und Verlagsanstalt, Graz 1973. (Franz. Originalausgabe 1580).

5 J. Sprenger und H. Institoris. Der Hexenhammer (Malleus maleficarum). Barsdorf, Berlin 1906. Faksimile-Nachdruck, Deutscher Taschenbuch Verlag, München 1982. (Lat. Originalausgabe 1487).

6 Vgl. J. Hansen. Zauberwahn, Inquisition und Hexenprozeß im Mittelalter und die Entstehung der großen Hexenverfolgung. Oldenbourg, München 1900. Faksimile-Nachdruck, Scientia Verlag, Aalen 1983.
7 J. Hansen, a. a. O., S. 398 u. 187.
8 J. Hansen, a. a. O., S. 7.
9 J. Hansen, a. a. O., S. 474.
10 L. Kofler, zit. n. C. Honegger, a. a. O., S. 43.
11 J. Hansen, a. a. O., S. 3.
12 W. G. Soldan und H. Heppe. Geschichte der Hexenprozesse. 2 Bände. Berlin 1911. Faksimile-Nachdruck, Müller und Kiepenheuer, Hanau 1975, S. 1.
13 J. Hansen, a. a. O., S. 475.
14 A. J. Gurewitsch. Das Weltbild des mittelalterlichen Menschen. Beck, München 1986, S. 379.
15 A. J. Gurewitsch, a. a. O., S. 381.
16 A. J. Gurewitsch, a. a. O., S. 392.
17 S. Bovenschen. Die aktuelle Hexe, die historische Hexe und der Hexenmythos. Die Hexe: Subjekt der Naturaneignung und Objekt der Naturbeherrschung. In: G. Becker u. a., Aus der Zeit der Verzweiflung. Zur Genese und Aktualität des Hexenbildes. Suhrkamp, Frankfurt a. M. 1977, S. 274.
18 A. J. Gurewitsch, a. a. O., S. 392.
19 S. Bovenschen, a. a. O., S. 281.
20 R. Muchembled. Kultur des Volks – Kultur der Eliten. Die Geschichte einer erfolgreichen Verdrängung. Klett-Cotta, Stuttgart 1984, S. 233.
21 R. Muchembled, a. a. O., S. 233 u. 273.
22 G. Heinsohn und O. Steiger, a. a. O., S. 14.
23 J. Sprenger und H. Institoris, a. a. O., Teil I, S. 93.
24 R. Muchembled, a. a. O., S. 276.
25 H. R. Trevor-Roper, a. a. O., S. 95.
26 Vgl. H. R. Trevor-Roper, a. a. O.
27 Vgl. R. Muchembled, a. a. O.
28 K. Thomas. Die Hexen und ihre soziale Umwelt. In: C. Honegger (Hg.), a. a. O., S. 297.
29 J. Hansen, a. a. O., S. 483.
30 Die folgenden Zitate stammen aus J. Sprenger und H. Institoris, a. a. O., Teil I, S. 92–109 u. S. 50.
31 C. Honegger, a. a. O., die folgenden Zitate S. 94 u. 84.
32 S. Bovenschen, a. a. O., S. 287 u. 296.
33 C. Honegger, a. a. O., S. 24.
34 J. Michelet, a. a. O., S. 393 u. 394.

Pornographie

1 S. Sontag. Die pornographische Phantasie. In: S. Sontag, Kunst und Antikunst. 24 literarische Analysen. Fischer, Frankfurt a. M. 1982.
2 R. J. Stoller. Sexual excitement. Dynamics of erotic life. Pantheon, New York 1979.
3 S. Sontag, a. a. O., S. 81.
4 S. Marcus. Umkehrung der Moral. Sexualität und Pornographie im viktorianischen England. Suhrkamp, Frankfurt a. M. 1979.
5 A. Dworkin. Pornography. Men possessing women. Perigee, New York 1981.
6 A. Dworkin, a. a. O., S. 47; eine deutsche Übersetzung dieses Abschnittes in: A. Dworkin, Die Liebe im Porno. EMMA Sonderband 3 «Sexualität» 1982/83, S. 72.
7 R. J. Stoller. Perversion. Die erotische Form von Haß. Rowohlt, Reinbek 1979.
8 Vgl. V. Sigusch und G. Schmidt. Experimentelle Untersuchungen über die Wirkungen psychosexueller Stimuli. Nervenarzt *43*, 367–376, 1972. G. Schmidt und V. Sigusch. Women's sexual arousal. In: J. Zubin und J. Money (eds.), Contemporary sexual behavior: critical issues in the 1970s. John Hopkins University Press, Baltimore 1973.
9 J. Brückner. Sexualität als Arbeit im Pornofilm. Das Argument Nr. 141, 25. Jg., 674–684, 1983, S. 675.
10 A. B. Snitow. Der Liebesroman aus der Retorte: Pornographie für Frauen ist anders. In: A. B. Snitow, C. Stansell, S. Thompson (Hg.), Die Politik des Begehrens. Rotbuch, Berlin 1985, S. 74 und 80.
11 Vgl. R. Lautmann. Die neue Gefährlichkeit der Pornographie. Politische Kampagnen und psychologische Wirkungsforschung. Zeitschrift für Sexualforschung *1*, 46–69, 1988.
12 A. Dworkin. Briefe aus einem Kriegsgebiet. Emma, Heft 10, 1986, S. 63.
13 Emma, Heft 10, 11 und 12, 1987.
14 Emma, Heft 12, 1987.
15 Vgl. H. Giese. Das obszöne Buch. Enke, Stuttgart 1965.
16 J. Money. Statement n pornography. Sieccan Journal, Special Issue *1*, 23–27, 1986, S. 24 (Übers. d. Aut.).
17 J. Brückner, a. a. O., S. 681.
18 M. French. Jenseits der Macht. Frauen, Männer, Moral. Rowohlt, Reinbek 1985, S. 844.
19 S. Sontag, a. a. O., S. 71 f.

Zur Geschlechterfrage

1 A. Dworkin. Brief aus einem Kriegsgebiet. Emma, Heft 10, 1986, S. 60.
2 Ich verdanke dieses Beispiel dem New Yorker Kollegen M. Brown.
3 Vgl. M. Treut. Die grausame Frau. Zum Frauenbild bei de Sade und Sacher-Masoch. Stroemfeld/Roter Stern, Frankfurt a. M. 1984.
4 R. Reiche. Die Ungleichheit der Geschlechter. Sexualität-Konkret, Heft 6, 22–25, 1985, S. 22.
5 A. Echols. Der neue Yin-Yang-Feminismus. In: A. B. Snitow, C. Stansell und S. Thompson (Hg.), Die Politik des Begehrens. Rotbuch, Berlin 1985, S. 166.
6 S. Brownmiller. Gegen unseren Willen. Vergewaltigung und Männerherrschaft. Fischer, Frankfurt a. M. 1980, S. 238.
7 Zit. n. U. Klausmann. Juliette oder «Erotik» im Zeichen der Postmoderne. Beiträge zur feministischen Theorie und Praxis *10*, Heft 20, 75–83, 1987, S. 82.
8 K. Theweleit. Männerphantasien 1. Rowohlt, Reinbek 1980.
9 R. Reiche, a. a. O., S. 25.
10 M. Hauch. Frauen als Hofnungsträger? In: F. Pfäfflin und E. Schorsch (Hg.), Sexualpolitische Kontroversen. Enke, Stuttgart 1987, S. 37.
11 A. Dworkin. Pornography. Men possessing women. Perigee, New York 1981, S. 194.
12 P. Sarrel and W. H. Masters. Sexual molestation of men by women. Archives of Sexual Behavior *11*, 117–131, 1982.
13 B. Malinowski. Das Geschlechtsleben der Wilden in Nordwest-Melanesien. Syndicat. Frankfurt a. M. 1979 (Ersterscheinen 1929).
14 J. Hopkins. Verlorene Zeit. Herausgegeben vom Deutschen Schauspielhaus Hamburg, Programmheft 3, Spielzeit 1984/85, Hamburg 1984.
15 J. Hopkins, a. a. O., S. 74.
16 E. Schorsch. Bausteine einer Theorie der Liebe. Universitas, Zeitschrift für Wissenschaft, Kunst und Literatur *8*, 753–763, 1987, S. 758.
17 Vgl. u. a. E. Schorsch. Gewalt in den Beziehungen der Geschlechter. In: M. Dannecker und V. Sigusch (Hg.), Sexualtheorie und Sexualpolitik. Enke, Stuttgart 1984, und D. Dinnerstein. Das Arrangement der Geschlechter. DVA, Stuttgart 1979, 4. Kap.

Aids, Moral und Volksgesundheit

1 W. Stille und E. B. Helm. Memorandum: Die aktuellen Konsequenzen. Aids-Forschung *2*, 237–240, 1987, S. 239f; auch in: Der Spiegel, Nr. 18/1987. Die Autoren sind Medizinprofessor/in der Universität Frankfurt a. M.

2 Der Spiegel, Nr. 47/1987.

3 H. Strohm. Die Ansteckung. Was sie über Aids wissen müssen. Rowohlt, Reinbek 1987, S. 15f.

4 Bundesgesundheitsamt, Berlin. Aids-Fälle in den Bundesländern und in West-Berlin (31. 12. 1987).
Alle im folgenden für die BRD genannten Zahlen beziehen sich auf die monatlich publizierten Statistiken registrierter Aidsfälle des Bundesgesundheitsamtes.

5 H. E. Richter in: Die Zeit, Nr. 19/1987.

6 R. Süssmuth. Aids. Wege aus der Angst. Hoffmann und Campe, Hamburg 1987, S. 160.

7 Beispiele für diese Tendenz aus dem Bereich der Wissenschaft sind u. a. M. G. Koch u. a. Die Epidemiologie von Aids. Spektrum der Wissenschaft, Heft 8, 38–51, 1987, und G. G. Frösner. Einfluß von «safer sex» auf die Prävalenz der HIV-Infektion. Aids-Forschung *2*, 315–322, 1987.

8 In den USA ist dieser Trend seit Anfang 1986 zu beobachten (vgl. Dokumentation in Aids-Forschung *1*, 158–160, 1987) und hat sich seitdem fortgesetzt (vgl. z. B. Centers for Disease Control, Aids weekly surveillance report, December 28, 1987, Tab. G).

9 Für eine ausführliche Diskussion der methodischen Schwächen solcher epidemiologischen Hochrechnungen vgl. W. Kirschner. Zur Epidemiologie von Aids. Analyse der epidemiologischen Berichterstattung zu Aids und HIV-Infektion. Bundeszentrale für gesundheitliche Aufklärung, Köln 1987 (hektografiert), sowie R. M. May und R. M. Anderson. Transmission dynamics of HIV infection. Nature *326*, 137–142, 1987.

10 Eine deutsche Studie, die viel öffentliches Aufsehen erregte, kommt zu dem Schluß, daß sich bei drei Vierteln aller HIV-Positiven «nach spätestens 7 Jahren das Vollbild von Aids entwickelt hat» (H. R. Brodt u. a. Spontaneous course of LAV/HTLV–III infection. Deutsche Medizinische Wochenschrift *111*, 1175–1180, 1987, S. 1180). Eine kritische Analyse dieser Arbeit gelangt jedoch zu dem Ergebnis, daß «diese Aussage durch die Daten und die Anlage der Untersuchung nicht belegbar» ist (W. Kirschner, a. a. O., S. 119). Die meisten Untersuchungen sprechen für eine Schätzung, derzufolge «von 3 bis zu 6 Jahren nach erfolgter HIV-Infektion von einer Aids-Erkrankungsrate zwi-

schen 4% und 30% ausgegangen werden» kann (W. Kirschner, a.a.O., S. 134).

11 Allein im Jahr 1987 sind der Fachwelt folgende unterschiedliche Schätzungen der durchschnittlichen Inkubationszeit präsentiert worden: 15 Jahre; 4,5 Jahre; 8,2 Jahre (vgl. M. Rees. The sombre view of Aids. Nature *326*, 343–345, 1987; S. Beal. On the sombre view of Aids. Nature *328*, 673, 1987; G. F. Meadley u. a. Incubation period of Aids in patients infected via blood transfusions. Nature *328*, 719–721, 1987).

12 Ein HIV-Positiver «ist nicht ständig in der Lage, andere seinerseits anzustecken». Aber man weiß nicht, wann es Phasen hoher und niedriger Ansteckung gibt (vgl. P. Kurth, Süddeutsche Zeitung, 27./28. Juni 1987).

13 Die immer wieder zu hörende Schätzung, daß auf einen Kranken 100 Infizierte kommen, wird nicht dadurch richtiger, daß man sie seit 2 Jahren ständig wiederholt. Heute geht man eher von einem Verhältnis von 1:30 aus (M. Koch, zit. n. W. Kirschner, a.a.O., S. 60). Doch alle diese Schätzungen sind mit großen Unsicherheiten belastet, «die eine Quantifizierung (der Verbreitung der Infektion in der Bevölkerung) sinnlos erscheinen lassen können bzw. müssen» (W. Kirschner, a.a.O., S. 104).

14 Vgl. zusammenfassend W. Kirschner, a.a.O.; V. Sigusch. Aids als Risiko. Ein Vorwort. In: V. Sigusch (Hg.), Aids als Risiko. Über den gesellschaftlichen Umgang mit einer Krankheit. Konkret Literatur Verlag 1987.

15 Der Anteil der Erkrankten, die sich beim heterosexuellen Verkehr infiziert hatten, betrug bis Ende Februar 1986 3,4%, bis Ende Februar 1987 3,6%, bis Ende Januar 1988 3,2% (jeweils bezogen auf die kumulierten Krankenzahlen). Betrachtet man die Zahl der *Neuerkrankten*, so sank der Anteil der auf heterosexuellem Wege infizierten Männer und Frauen von 3,9% (März 86–Februar 87) auf 2,7% (März 87 bis Januar 88). Daten nach Statistiken des Bundesgesundheitsamtes, Berlin, vgl. Anmerkung 4.

16 Centers for Diseases Control. Aids weekly surveillance report, December 28, 1987. Die Zahl umfaßt nur Männer und Frauen, die in den USA geboren wurden. Der Anteil heterosexuell Infizierten zeigt einen leichten Anstieg von 1,5% (1985), 2,2% (1986) auf 2,7% (1987) (Vgl. die Dokumentation «Aids in den USA», Aids-Forschung *2*, 228–231, 1987).

17 D. Glück und B. Kubanek. Studie über die Epidemiologie des HIV in der normalen Spendenpopulation der Blutspendendienste in der Bundesrepublik Deutschland. In: Projektgruppe Aids-Forschungsförderung im Robert Koch Institut des Bundesgesundheitsamtes (Hg.), Aids. Forschungsergebnisse vorgestellt im Rahmen des Statussemi-

nars des Bundesministeriums für Forschung und Technologie vom 28.–30. September 1987. Bundesgesundheitsamt, Berlin 1987, S. 596. *In den USA* wurden seit 1985 etwa 4 Millionen zivile und militärische Angehörige/Bewerber der Army auf HIV-Antikörper untersucht. 0,15% der Getesteten war HIV-positiv (Frankfurter Rundschau, 6. Februar 1988). Diese Zahl ist in den letzten beiden Jahren nicht gestiegen (W. Booth. CDC paints a picture of HIV-infection in U.S. Science, January 15, 1988, 253). Das Center for Disease Control in Atlanta schätzt aufgrund aller vorliegenden Studien, daß Ende 1987 in den USA 21 von 1000000 «Heterosexuelle außerhalb der Risikogruppen» HIV-positiv waren (W. Booth, a. a. O.).

18 R. M. May und R. M. Anderson, a. a. O., S. 141 (Übers. d. Aut.).

19 Vgl. W. Kirschner, a. a. O., S. 50; M. E. Guinan und A. Hardy. Epidemiology of Aids in women in the United States. 1981 through 1986. Journal of the American Medical Association *257*, 2039–2042, 1987.

20 G. G. Frösner. Bericht von der dritten internationalen Aids-Konferenz vom 1.–5. Juni 1987 in Washington D. C. 2. Beitrag. Aids-Forschung *2*, 462–469, 1987, S. 468.

21 «Maßnahmenkatalog der bayerischen Staatsregierung zur Bekämpfung und Verhütung der Immunschwäche Aids», Dokumentation, Frankfurter Rundschau, 9. Juni 1987.

22 Zur Kritik dieser Maßnahme vgl. R. Rosenbrock. Aids kann schneller besiegt werden. VSA, Hamburg 1987.

23 G. Amendt, Konkret, Nr. 5/1987.

24 V. Sigusch, a. a. O., S. 18; Vgl. a. Frank Rühmann. Wege aus dem Zwang. In: V. Sigusch (Hg.), a. a. O.

25 P. Parin. Die Mystifizierung von Aids. In: V. Sigusch (Hg.), a. a. O.

26 Zum Beispiel P. Gauweiler, zit. n. Die Zeit, Nr. 27/1987, bzw. W. Bittorf, Der Spiegel, Nr. 11/1987.

27 U. Linse. Über den Prozeß der Syphilisation. Körper und Sexualität um 1900 aus ärztlicher Sicht. In: A. Schuller und N. Heim (Hg.), Vermessene Sexualität. Springer, Heidelberg 1987, S. 170f.

28 H. E. Richter, a. a. O.

29 J. Attali. Die kannibalische Ordnung. Von der Magie zur Computermedizin. Campus, Frankfurt a. M. 1981, S. 250.

30 Vgl. u. a. L. McKusick u. a. Reported changes in sexual behavior of men at risk for Aids, San Francisco, 1982–1984: The Aids behavioral research project. Public Health Report *100*, 622–629, 1985; J. L. Martin. The impact of Aids on gay male sexual behavior patterns in New York City. Journal of Public Health *77*, 578–581, 1987; W. Winkelstein u. a. The San Francisco men's health study III. Reduction in human immunodeficiency virus transmission among homosexual und bisexual men, 1982–86. American Journal of Public Health *77*, 658–689, 1987 a.

31 Zur Kritik der frühen Kampagnen vgl. G. Schmidt. Moral und Volksgesundheit. In: V. Sigusch (Hg.), a. a. O., S. 33ff.

32 Vgl. u. a. R. Rosenbrock, a. a. O.; W. Winkelstein u. a. Sexual practises and risk of infection by the human immunodeficiency virus. The San Francisco men's health study. Journal of the American Medical Association *257*, 321–325, 1987b; L. A. Kingsley. Risk factors for seroconversion to human immunodeficiency virus among male homosexuals. Result from the multicenter Aids cohort study. The Lancet, Feb. 14, 345–348, 1987; W. W. Darrow u. a. Risk factors for human immunodeficiency virus (HIV) infections in homosexual men. American Journal of Public health *77*, 479–483, 1987.

33 Vgl. Anmerkung 30.

34 W. Winkelstein u. a. 1987a, a. a. O.

35 In der Bundesrepublik betrug der Anteil der homosexuellen/bisexuellen Männer an allen Neuerkrankungen 79% (Januar 82–Februar 86), 74% (März 86–Februar 87), und 71% (März 87–Januar 88); Daten nach den Statistiken des Bundesgesundheitsamtes, Berlin, vgl. Anm. 4.

36 Kardinal Höffner, zit. n. Frankfurter Rundschau, 14. März 1987.

37 Kardinal Wetter, zit. n. Die Zeit, Nr. 27/1987.

38 P. R. Hofstätter, Hamburger Abendblatt, 14./15. Februar 1987.

39 M. Conradt, Hamburger Abendblatt, 14./15. Februar 1987.

40 P. J. Buchanan, zit. n. J. Weeks. Sexuality and its discontents. Meanings, myths and modern sexualities. Routledge, Kegan Paul, London 1985, S. 48 (Übers. d. Aut.).

41 C. Schütze, Süddeutsche Zeitung, Nr. 42/1987.

42 Zur Kritik dieser Ansätze vgl. I. Klein. Feministinnen und Aids. In: V. Sigusch (Hg.), a. a. O.

43 Die Zeit, Nr. 10/1987.

44 Taz, 21. Februar 1987.

45 S. Sontag. Krankheit als Metapher. Fischer, Frankfurt a. M. 1987; die folgenden Zitate S. 102, S. 5.

Bücher zur Sexualität

Die Zahlen in () bedeuten:

(1) Sexualität und Gesellschaft
(2) Sexuelle Entwicklung, sexuelle Störungen
(3) Homosexualität
(4) Perversionen

G. Arentewicz und G. Schmidt (Hg.). Sexuell gestörte Beziehungen. Konzept und Technik der Paartherapie. Springer, Heidelberg 1986 (2. Aufl.). (2)

Ph. Ariès und A. Béjin (Hg.). Die Masken des Begehrens und die Metamorphosen der Sinnlichkeit. Fischer, Frankfurt a. M. 1984. (1)

J. Bancroft. Grundlagen und Probleme menschlicher Sexualität. Enke, Stuttgart 1985. (1, 2, 3, 4)

M. Brückner. Die Liebe der Frauen. Über Weiblichkeit und Mißhandlung. Verlag Neue Kritik, Frankfurt a. M. 1983. (1, 2)

U. Clement. Sexualität im sozialen Wandel. Enke, Stuttgart 1986. (1)

M. Dannecker. Der Homosexuelle und die Homosexualität. Syndikat, Frankfurt a. M. 1986 (2. Aufl). (4)

M. Dannecker. Das Drama der Sexualität. Athenäum, Frankfurt a. M. 1987. (1, 3)

M. Dannecker und V. Sigusch (Hg.). Sexualtheorie und Sexualpolitik. Enke, Stuttgart 1984. (1, 2)

M. Foucault. Sexualität und Wahrheit. Der Wille zum Wissen. Suhrkamp, Frankfurt a. M. 1977. (1)

P. Gay. Erziehung der Sinne. Sexualität im bürgerlichen Zeitalter. Beck, München 1986. (1)

H. Jäger und E. Schorsch (Hg.). Sexualwissenschaft und Sexualstrafrecht. Enke, Stuttgart 1987. (1, 3, 4)

H. Kentler (Hg.). Sexualwesen Mensch. Texte zur Erforschung der Sexualität. Hoffmann und Campe, Hamburg 1984. (1, 2, 4)

J. S. Kon. Einführung in die Sexologie. Pahl Rugenstein, Köln 1985. (1)

N. Luhmann. Liebe als Passion. Suhrkamp, Frankfurt a. M. 1982. (1)

S. Marcus. Umkehrung der Moral. Sexualität und Pornographie im viktorianischen England. Suhrkamp, Frankfurt a. M. 1979. (1)

M. L. Moeller. Die Liebe ist das Kind der Freiheit. Rowohlt, Reinbek 1986. (2)

F. Morgenthaler. Homosexualität, Heterosexualität, Perversion. Qumran, Frankfurt a. M. 1984. (2, 3, 4)
P. Parin, M. Erdheim, G. Amendt und andere. Sexualität. Syndikat, Frankfurt a. M. 1986. (1, 2, 4)
F. Pfäfflin und E. Schorsch (Hg.). Sexualpolitische Kontroversen. Enke, Stuttgart 1987. (1)
R. Rosenbrock. Aids kann schneller besiegt werden. Gesundheitspolitik am Beispiel einer Infektionskrankheit. VSA, Hamburg 1987. (1)
E. Schorsch, G. Galedary, A. Haag, M. Hauch und H. Lohse. Perversion als Straftat, Dynamik und Psychotherapie. Springer, Heidelberg 1985.
A. Schuller und N. Heim (Hg.). Vermessene Sexualität. Springer, Heidelberg 1987. (1)
Sexualität-Konkret. Sammelband 1. Herausgegeben von H. L. Gremliza und I. Klein. Zweitausendeins, Frankfurt a. M. 1980. (1, 2, 3, 4)
Sexualität-Konkret. Sammelband 2. Herausgegeben von V. Sigusch, I. Klein und H. L. Gremliza. Zweitausendeins, Frankfurt a. M. 1984 (1, 2, 3, 4)
E. Shorter. Die Geburt der modernen Familie. Rowohlt, Reinbek 1977. (1)
V. Sigusch (Hg.). Therapie sexueller Störungen. Thieme, Stuttgart 1980 (2. Aufl.). (2, 3, 4)
V. Sigusch. Vom Trieb und von der Liebe. Campus, Frankfurt a. M. 1984. (1, 2, 3)
V. Sigusch. Die Mystifikation des Sexuellen. Campus, Frankfurt a. M. 1984. (1)
V. Sigusch (Hg.). Aids als Risiko. Über den gesellschaftlichen Umgang mit einer Krankheit. Konkret Literatur Verlag, Hamburg 1987. (1)
A. B. Snitow, C. Stansell und S. Thompson (Hg.). Die Politik des Begehrens. Rotbuch, Berlin 1985. (1, 2)
R. J. Stoller. Perversion. Die erotische Form von Haß. Rowohlt, Reinbek 1979. (2, 4)
J. v. Ussel. Sexualunterdrückung. Geschichte der Sexualfeindschaft. Reinbek, Rowohlt 1970. (1)

Lernprogramme

Eine Auswahl

Kurt Werner Peukert
Sprachspiele für Kinder
Programm für Sprachförderung in Vorschule, Kindergarten, Grundschule und Elternhaus (6919)

L. Schwäbisch/M. Siems
Anleitung zum sozialen Lernen für Paare, Gruppen und Erzieher
Kommunikations- und Verhaltenstraining (6846)

Manuel D. Smith
Sage nein ohne Skrupel
Techniken zur Stärkung der Selbstsicherheit (7262)

Friedemann Schulz v. Thun
Miteinander reden
Störungen und Klärungen. Psychologie der zwischenmenschlichen Kommunikation (7489)

F. Teegen/A. Grundmann/A. Röhrs
Sich ändern lernen
Anleitung zu Selbsterfahrung und Verhaltensmodifikation (6931)

Allan Watts
OM
Kreative Meditation
(7882)

Bernd Weidenmann
Diskussionstraining
Überzeugen statt überreden. Argumentieren statt attackieren (6922)

sachbuch rororo

C 2177/2 a

Gunter Schmidt

DAS GROSSE DER DIE DAS

Über das Sexuelle

Überarbeitete
und erweiterte Neuausgabe

rororo

Rowohlt

Veröffentlicht im Rowohlt Taschenbuch Verlag GmbH,
Reinbek bei Hamburg, Mai 1988

Redaktion: Heike Wilhelmi
Satz Times (Linotron 202)
Gesamtherstellung Clausen & Bosse, Leck
Printed in Germany
980-ISBN 3 499 18459 1